第二種衛生管理者
究極の41問

工藤政孝　編著

弘文社

まえがき

　本書は，衛生管理者試験を最速にマスターすることを可能にするために，過去の公表問題および拙著「本試験によく出る！第二種衛生管理者問題集」「第二種衛生管理者模擬テスト」などを参考にして，その項目を総合的に理解するのに最適な問題を厳選した問題集です。

　その際，厳選した問題に情報が不足している場合は，問題の一部を変更して情報量の不足を補いました。

　従って，本問題集で取り上げた28項目41問を繰り返し解いていけば，衛生管理者試験の試験範囲をほとんど網羅して把握できるものと確信しております。

　その主な特徴を並べると次のようになっています。

1．項目名を表示した。

　その問題がどの分野に属する問題であるかを表示してあるので，仮に，解説のほかにもう少し情報が必要だと思った際には，すぐにお手元のテキストで調べることが可能になります。

　なお，項目数は二種については**28項目**あります。

2．新傾向問題の採用

　本書も「本試験によく出る！衛生管理者問題集」同様，新傾向問題を多数採用していますので，公表問題にはない問題が出題された場合であっても，ある程度対応ができるものと期待しております。

3．ゴロ合わせの採用

　ゴロ合わせは，人によって向き不向きがあるかもしれませんが，暗記事項をイメージ化して頭に残りやすくする効果は，一般的に認められているかと思います。そこで，本書でも「わかりやすい！衛生管理者試験」で好評を得たゴロ合わせを出来る限り採用しました。

　従って，暗記が苦手な方にとっては，少しはそのお手伝いができるかと思っております。

4．衛生スッキリ重要事項の採用

　本書の巻末には,「本試験によく出る！第二種衛生管理者問題集」で好評を得た,衛生管理者試験の重要ポイントをコンパクトにまとめた「衛生スッキリ重要事項」の総合編を載せてあります。
　従って,本書で学習の際,あるいは学習前後の知識確認用として,幅広く,有効に活用いただけるものと期待しております。

　以上のような特徴によって本書は構成されていますので,短期で衛生管理者試験をマスターするには最適な内容になっているものと確信しております。
　最後になりましたが,本書を手にされた方が一人でも多く「試験合格」の栄冠を勝ち取られんことを,紙面の上からではありますが,お祈り申しあげております。

目　次

まえがき……………………………………………………………………3
本書の使い方………………………………………………………………9
受験案内……………………………………………………………………10
受験までの流れと注意事項………………………………………………15

第1編
関係法令（有害業務に係るもの以外）究極の9問

No.1	衛生管理体制………………………………………………	18
No.2	衛生委員会…………………………………………………	21
No.3	雇入れ時の安全衛生教育…………………………………	23
No.4	健康診断……………………………………………………	25
No.5	衛生基準と事務所衛生基準規則…………………………	29
No.6	労働時間……………………………………………………	33

第2編
労働衛生（有害業務に係るもの以外）究極の15問

No.7	温熱条件……………………………………………………	36
No.8	採光，照明…………………………………………………	38
No.9	VDT作業……………………………………………………	39
No.10	空気環境および換気………………………………………	41
No.11	健康の保持増進対策………………………………………	43
No.12	疾病休業統計………………………………………………	45
No.13	心肺蘇生法…………………………………………………	47
No.14	出血および止血……………………………………………	50
No.15	火傷…………………………………………………………	52
No.16	骨折…………………………………………………………	54
No.17	食中毒………………………………………………………	55

第3編 労働生理　究極の17問

- No.18　運動器系 …………………………………………… 58
- No.19　心臓の働きと血液の循環 …………………………… 61
- No.20　血液 ………………………………………………… 64
- No.21　呼吸器系 …………………………………………… 67
- No.22　神経系 ……………………………………………… 69
- No.23　肝臓 ………………………………………………… 73
- No.24　腎臓 ………………………………………………… 75
- No.25　代謝 ………………………………………………… 76
- No.26　体温調節 …………………………………………… 79
- No.27　感覚器系 …………………………………………… 80
- No.28　その他 ……………………………………………… 84

第4編 衛生管理者の重要ポイント

第1章　関係法令のスッキリ！重要事項

1　労働安全衛生法のスッキリ！重要事項
- （1）安全衛生管理体制 ……………………………………… 92
- （2）雇入れ時の安全衛生教育 ……………………………… 94
- （3）健康診断 ………………………………………………… 95
- （4）派遣労働者の死傷病報告 ……………………………… 95

2　労働安全衛生法の関係規則のスッキリ！重要事項
　〈衛生基準と事務所衛生基準規則〉
- （1）衛生基準の数値のまとめ ……………………………… 96
- （2）事務所衛生基準規則（事務所の衛生基準） ………… 97

3 労働基準法のスッキリ！重要事項

- （1） 労働契約……………………………………………………………………99
- （2） 賃金…………………………………………………………………………99
- （3） 労働時間……………………………………………………………………99
- （4） 年少者および女性………………………………………………………101
- （5） 就業規則…………………………………………………………………101

第2章　労働衛生のスッキリ！重要事項

1 作業環境要素のスッキリ！重要事項

- （1） 温熱環境…………………………………………………………………104
- （2） 視環境（採光，照明など）……………………………………………105
- （3） 彩色………………………………………………………………………105
- （4） VDT作業…………………………………………………………………105
- （5） 空気環境および換気……………………………………………………106

2 食中毒のスッキリ！重要事項……………………………………………107

3 健康管理と衛生教育のスッキリ！重要事項

- （1） 健康の保持増進対策……………………………………………………108
- （2） 労働衛生教育……………………………………………………………109
- （3） 労働衛生管理統計………………………………………………………109

4 救急措置のスッキリ！重要事項

- （1） 心肺蘇生法………………………………………………………………110
- （2） 出血および止血…………………………………………………………110
- （3） 火傷………………………………………………………………………111
- （4） 骨折………………………………………………………………………111

第3章　労働生理のスッキリ！重要事項

- （1） 運動器系…………………………………………………………………114
- （2） 心臓の働きと血液の循環………………………………………………115
- （3） 血液………………………………………………………………………115
- （4） 呼吸運動…………………………………………………………………116

- （5）消化器系および肝臓……………………………………………………116
- （6）腎臓・泌尿器系…………………………………………………………117
- （7）神経系……………………………………………………………………117
- （8）内分泌……………………………………………………………………118
- （9）代謝系……………………………………………………………………119
- （10）体温………………………………………………………………………120
- （11）感覚器系…………………………………………………………………120
- （12）ストレス…………………………………………………………………121
- （13）疲労………………………………………………………………………121
- （14）睡眠………………………………………………………………………122
- （15）体力測定と体力増強判定………………………………………………122

本書の使い方

本書を効率よく使っていただくために，次のことを理解しておいてください。

1．マークについて

本書には，学習効率を上げるために，重要ポイントおよび問題には，その重要度に応じて，この最重要マーク ☆重要，重要マーク ☆重，そして，後まわしマーク 後まわし を表示してあります。従って，あまり時間がないという方は，この最重要マークや重要マークのある問題から先に学習を進めていけば，時間を効率的に使用することができます。

2．項目別の編集について

前書きでも触れましたが，本書（二種）では，問題を28項目に分類してあります。従って，この項目ごとに学習スケジュールを立てることが出来るので，「1日〇〇項目を解答する」という具合に目標設定し，そのスケジュールどおりに学習することも可能です。

3．巻末の衛生スッキリ重要事項について

巻末の衛生スッキリ重要事項には，その重要度に応じて，特急マーク，急行マークを付けてあります。従って，知識の確認をする際には，そのあたりを念頭におきながら，チェックをしていってください。

4．博士について

参考資料の一部にはこの博士のキャラクターを使用して説明してあります。

5．分数の表し方について

例えば，$\frac{1}{2}$を1／2と表している場合がありますので，ご注意下さい。

6．期間の表し方について

本試験では，例えば6か月を6月と一般的には表示してあります（ただし，フレックスタイム制などでは「6か月」と表示してあります）。

従って，本書では，本試験に合わせて問題文においては，原則として6月と表示してありますが，解説の方では，読みやすいようフレックスタイム制などと同じく「6か月」と表示してありますので，ご注意下さい。

受験案内

1. 受験資格について

（注：添付書類の「写」には「原本と相違ないことを証明する。」との事業者等の証明が必要です。）

	受験資格	添付書類
1	学校教育法による大学（短期大学を含む）又は高等専門学校（注1）を卒業した者で，その後1年以上労働衛生の実務に従事した経験を有するもの	・卒業証明書（原本）又は卒業証書の写 ・事業者証明書
2	学校教育法による高等学校又は中等教育学校（注2）を卒業した者で，その後3年以上労働衛生の実務に従事した経験を有するもの	同　上
3	船員法による衛生管理者適任証書の交付を受けた者で，その後1年以上労働衛生の実務に従事した経験を有するもの	・衛生管理者適任証書の写 ・事業者証明書
4	高等学校卒業程度認定試験に合格した者，外国において学校教育における12年の課程を修了した者など学校教育法施行規則第150条（旧規則第69条）の規定により高校卒と同等以上と認められる者で，その後3年以上労働衛生の実務に従事した経験を有するもの	・合格証の写等 ・事業者証明書
5-1	職業能力開発促進法施行規則第9条に定める専門課程の高度職業訓練（注3）のうち同令別表第6に定めるところにより行われるものを修了した者で，その後1年以上労働衛生の実務に従事した経験を有するもの	・職業訓練修了証の写 ・事業者証明書
5-2	職業能力開発促進法施行規則第9条に定める応用課程の高度職業訓練のうち同令別表第7に定めるところにより行われるものを修了した者で，その後1年以上労働衛生の実務に従事した経験を有するもの	同　上
6	職業能力開発促進法施行規則第9条に定める普通課程の普通職業訓練（注3）のうち同令別表第2に定めるところにより行われるものを修了した者で，その後3年以上労働衛生の実務に従事した経験を有するもの	同　上
7	職業訓練法施行規則の一部を改正する省令（昭和53年労働省令第37号）附則第2条第1項の専修訓練課程の普通職業訓練を修了した者で，その後4年以上労働衛生の実務に従事した経験を有するもの	同　上

8	10年以上労働衛生の実務に従事した経験を有する者	・事業者証明書
9-1	外国において，学校教育における14年以上の課程を修了した者で，その後1年以上労働衛生の実務に従事した経験を有するもの	・卒業証明書（原本）又は卒業証書の写 ・事業者証明書
9-2	水産大学校，防衛大学校，気象大学校又は海上保安大学校を卒業した者で，その後1年以上労働衛生の実務に従事した経験を有するもの	同　上
9-3	職業能力開発総合大学校（旧職業能力開発大学校）における長期課程の指導員訓練 (注3) を修めて卒業した者で，その後1年以上労働衛生の実務に従事した経験を有するもの	・卒業証明書（原本）又は卒業証書の写 ・事業者証明書
9-4	特別支援学校（旧盲学校，聾学校又は養護学校）の高等部を卒業した者など学校教育法第90条（旧法第56条）第1項の規定による通常の課程による12年の学校教育を修了した者で，その後3年以上労働衛生の実務に従事した経験を有するもの	・修了証明書（原本），卒業証明書（原本）又は卒業証書の写 ・事業者証明書

(注1)　高等専門学校には，専修学校・各種学校等は含まれません。
(注2)　中高一貫教育の学校のことで中学校ではありません。
(注3)　改正前の法令により当該訓練と同等とみなされるものを含みます。
(注4)　専門学校（専修学校の専門課程）の卒業証の写等は，受験資格を示す書面として認められません。
(注5)　大学院の修了証明書等は，受験資格を示す書面として認められません。
(注6)　卒業証明書又は修了証明書は，返却されません。

2．科目の免除を受けることのできる者

科目の免除を受けることのできる者	免除科目	手　続	添付書類
船員法による衛生管理者適任証書の交付を受けた者で，その後1年以上労働衛生の実務に従事した経験を有するもの	労働生理	受験申請書B欄の学科「一部免除」を○で囲み（労働生理）と記入する。	受験資格の証明が添付されていれば不要

3．試験科目と試験時間について

種　類	試験科目		出題数	試験時間
第一種 衛生管理者	関係法令	有害業務に係るもの	10問	3時間 （科目免除者 は2時間15分）
		有害業務に係るもの以外のもの	7問	
	労働衛生	有害業務に係るもの	10問	
		有害業務に係るもの以外のもの	7問	
	労働生理		10問	
	合計		**44問**	
特例第一種 衛生管理者	関係法令（有害業務に係るものに限る）		10問	2時間
	労働衛生（有害業務に係るものに限る）		10問	
第二種 衛生管理者	関係法令（有害業務に係るものを除く）		10問	3時間 （科目免除者 は2時間15分）
	労働衛生（有害業務に係るものを除く）		10問	
	労働生理		10問	
	合計		**30問**	

（注）　特例第一種衛生管理者免許試験とは，第二種衛生管理者免許を受けた者が，第一種衛生管理者免許試験を受験する場合です。

4．合格基準

　　各科目ごとに**40％以上**，かつ，全体の合計点が**60％以上**であること。
　　この場合，第一種衛生管理者では，関係法令と労働衛生は，①有害業務に係るものと②有害業務に係るもの以外のものに分かれていますが，①，②それぞれで40％以上でなければ，合格とはならないので注意が必要です。

5．合格率

　　一般的に，第一種が50％前後，第二種が60％前後となっています。

6．申請書の入手方法

　　各地にある**労働基準協会**（不明な場合は次ページの安全衛生技術センターに問い合わせる）で入手するか，あるいは，安全衛生技術センターに郵送での請求を依頼します。
　　その際は，「免許試験受験申請書（受験する試験の種類も書く）〇部」と

明記したメモ書と下記の＊返信用郵送料金分の切手を貼った宛先明記の返信用封筒（角型2号封筒縦34cm，横24cmの大きさ）を同封し，本部又は受験を希望する各安全衛生技術センターに申し込みます。

＜＊返信用郵送料金分＞
（注：料金は変更される場合がありますので，協会のホームページなどで必ず確認しておきましょう）

部　数	1部	2部	3～5部	6～10部
郵送料	200円	240円	390円	580円

＜本部・各センター 一覧＞

	住　所		電　話
財団法人安全衛生技術試験協会	〒101-0065	東京都千代田区西神田3-8-1　千代田ファーストビル東館9階	03-5275-1088
北海道安全衛生技術センター	〒061-1407	北海道恵庭市黄金北3-13	0123-34-1171
東北安全衛生技術センター	〒989-2427	宮城県岩沼市里の杜1-1-15	0223-23-3181
関東安全衛生技術センター	〒290-0011	千葉県市原市能満2089	0436-75-1141
中部安全衛生技術センター	〒477-0032	愛知県東海市加木屋町丑寅海戸51-5	0562-33-1161
近畿安全衛生技術センター	〒675-0007	兵庫県加古川市神野町西之山字迎野	079-438-8481
中国四国安全衛生技術センター	〒721-0955	広島県福山市新涯町2-29-36	084-954-4661
九州安全衛生技術センター	〒839-0809	福岡県久留米市東合川5-9-3	0942-43-3381

7．申　請

① 郵便（簡易書留）の場合

　　第1受験希望日の2か月前から14日前（消印）まで（定員に達したときは第2希望日になる）に郵送する。

② センター窓口へ持参する場合

　　直接提出先に第1受験希望日の2か月前からセンターの休日を除く2日前まで（定員に達したときは第2希望日になる）に持参する。

（土曜日，日曜日，祝日，5月1日(創立記念休日)，年末年始は休業なので，注意）

8．試験手数料
　第一種，第二種とも，6,800円です。

9．その他
- 衛生管理者試験は受験者が多く，自分の希望する試験日に必ずしも受験できるとは限りません。従って，受験することが決まれば，できるだけ早く申請した方がよいでしょう。
　また，受験申請書には，自分が希望する試験日を第2希望日まで記すことができるので，第1希望日が満員で受験できない場合を考えて，自分の都合のよい日をもう1日考えておく必要があります。
　なお，受験票を発行した後は試験日の変更（及び試験手数料の返還）はできないことになっているので，注意が必要です。
- 受験案内には，「申請書に不備があれば受理できません」と記載してあるので，申請書を送付する際は，できるだけ慎重にチェックした方がよいでしょう（予定していた試験日に受験できない可能性があるため）。
- 試験結果の通知
　免許試験合格の場合は「免許試験合格通知書」，それ以外の場合は「免許試験結果通知書」という名称のハガキが届きます（協会のホームページでも合格者の受験番号を掲載する）。
　なお，試験結果について協会への電話等による照会は一切できないことになっているので，注意してください。

※受験案内についてのおことわり

試験手数料など変更される場合もありますので，詳細は受験申請書をご参照下さい。

受験までの流れと注意事項

1 まず,試験日のスケジュールが載っている「免許試験案内」と「免許試験受験申請書」を入手する

　これらは,各地の主な**労働基準協会**か,あるいは,ボイラー協会やクレーン協会に出向いて手に入れるか,または直接,各地の**安全衛生技術センター**に郵送を依頼するかで,入手しておきます。

2 受験日を決める

　手に入れた免許試験案内で,まずは,自分が受験したい日にちを複数決めておきます(複数決めるのは,希望の日にちに受験できるとは限らないので)。

3 必要書類等の準備

　そして,受験申請に必要な書類や証明写真などを揃えるわけですが,学歴を証明する書類や実務経験を証明する書類は,揃えるのに結構,時間がかかるので,なるべく早めに連絡をとるなどして取り寄せておきたいものです。

4 受験申請について

　必要書類等が揃ったら,受験申請となるわけですが,衛生管理者の受験者は多いので,自分が希望する日に必ずしも受験できるとは限りません。

　従って,日にちが決まったら,できるだけ早く(できれば1〜2か月以上前に)申請したいものです。

　なお,前ページでも触れましたように,申請書類は,できるだけ入念にチェックしておきます。

5 試験場所を確実に把握しておく

　試験会場は,関東地区で1箇所,関西地区で1箇所という具合に,各地域に1箇所しかありません。ということは,住んでいる地域によっては,半日,あるいは,1日がかりで受験会場まで出向くはめになることもあります。

　従って,交通機関や場合によっては宿泊施設などの情報をあらかじめ入手しておく必要があります。

⑥ 受験前日

　これは当たり前のことかもしれませんが，当日持っていくものをきちんとチェックして，前日には確実に揃えておきます。特に，**受験票**を忘れる人がたまに見られるので，筆記用具や電卓などとともに再確認して準備しておきます。

　なお，解答カードには，「必ず **HB**，又は **B** の鉛筆を使用して下さい」と指定されているので，HB，又は B の鉛筆を **2〜3本**と，できれば予備として**濃い目のシャーペン**を準備しておくと完璧です。

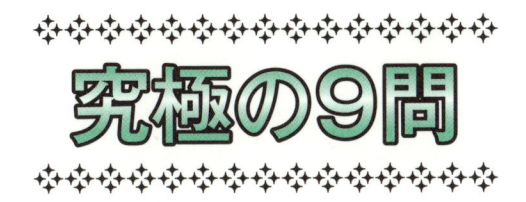

第1編 関係法令

究極の9問

〈No.1　衛生管理体制〉

問題1 ☆☆重要

事業場における衛生管理体制について，法令に違反しているものは次のうちどれか。

(1) 常時40人の労働者を使用する金融業の事業場において，衛生管理者は選任していないが，衛生推進者を1人選任している。
(2) 常時200人の労働者を使用する卸売業の事業場において，総括安全衛生管理者は選任していないが，衛生管理者を1人選任している。
(3) 常時300人の労働者を使用する医療業の事業場において，2人の衛生管理者を第二種衛生管理者免許を有する者のうちから選任している。
(4) 常時450人の労働者を使用する製造業の事業場において，2人の衛生管理者を第一種衛生管理者免許を有する者のうちから選任している。
(5) 常時1800人の労働者を使用する事業場において，4人の衛生管理者を選任し，そのうち1人のみを専任の衛生管理者としている。

◆解説・解答◆

(1) 違反していない。
　　常時使用する労働者数が**10人以上50人未満**の事業場では，衛生推進者または安全衛生推進者を選任する必要がありますが，工業的業種の場合が**安全衛生推進者**，非工業的業種の場合が**衛生推進者**を選任します。

・工業的業種　⇒　安全衛生推進者
・非工業的業種　⇒　衛生推進者

　　従って，金融業は非工業的業種であり，常時40人の労働者なので，衛生推進者を1人選任すればよく，違反していません。
(2) 違反していない。
　　総括安全衛生管理者などの選任が必要となる労働者数は，次のようになっています。

	労働者数
・総括安全衛生管理者 　1．屋外的業種（建設業，林業，運送業など） 　2．屋内的業種（各種商品**卸売業**，百貨店などの各種商品小売業，製造業，電気業，水道業など） 　3．非工業的業種（金融，保険など）	100人以上 **300人以上** 1000人以上
・衛生推進者	（非工業的業種で）10人以上50人未満
・産業医	（業種にかかわらず）50人以上 （3000人を超える場合は2人以上選任する）

　従って，**卸売業**のような屋内的業種では**300人以上**で選任する必要があるので，その点に関しては違反していません。

　次に，選任すべき衛生管理者の人数については，次のようになっています。

	事業場の規模		衛生管理者数
①	50人以上	200人以下	1人以上
②	200人を超え	500人以下	2人以上
③	500人を超え	1000人以下	2人以上
④	1000人を超え	2000人以下	4人以上
⑤	2000人を超え	3000人以下	5人以上
⑥	3000人を超える場合		6人以上

　従って，常時200人の労働者を使用する事業場は，表の①に該当し，衛生管理者は**1人以上**選任すればよいので，この点でも違反していません。

(3)　違反している。

　医療業は，第二種衛生管理者免許を有する者のうちから衛生管理者を選任することができない業種なので，違反しています（300人で2人というのは，正しい）。

> **＜第二種衛生管理者が対応しない業種＞**
>
> **医療業**，農林水産業，鉱業，建設業，製造業（物の加工業を含む），電気業，水道業，ガス業，熱供給業，運送業，自動車整備業，機械修理業，清掃業（⇒　直接機械や道具を用いたりするような工業的業種,要するに，労働災害の危険性が高い業種は第二種衛生管理者が携わることができない，ということです。）

なお，参考までに，衛生管理者に選任することができる資格の一覧を挙げておきます。

> 1．衛生管理者の免許を有する者
> 2．衛生工学衛生管理者の免許を有する者
> 3．医師及び歯科医師
> 4．労働衛生コンサルタント
> 5．その他，厚生労働大臣が定める者

（4）　違反していない。
　　まず，業種については，第一種衛生管理者免許を有する者は全ての業種に対応するので，製造業の事業場でも選任することができ，違反していません。
　　次に，選任すべき人数ですが，（2）の表の②より，常時450人の労働者を使用する製造業の事業場では，2人以上選任すればよいので，この点でも違反していません。

（5）　違反していない。
　　まず，人数ですが，常時1800人の労働者を使用する事業場なので，（2）の表の④より，4人以上選任すればよく，この点では違反していません。
　　次に，専任の衛生管理者についてですが，常時使用する労働者数が**1000人を超える**場合（⇒ 1000人以上ではないので注意！）は，選任した衛生管理者のうち，1人は専任の衛生管理者としなければならないので，この点でも違反していません。

解答　（3）

〈No. 2　衛生委員会〉

問題2 ☆重要

衛生委員会に関する次の記述のうち，法令上，正しいものはどれか。
（1）　衛生委員会と安全委員会を兼ねて安全衛生委員会として設けることはできない。
（2）　事業場で選任している衛生管理者は，すべて衛生委員会の委員としなければならない。
（3）　衛生管理者として選任しているが事業場に専属ではない労働衛生コンサルタントを，衛生委員会の委員として指名することはできない。
（4）　衛生委員会の委員として指名する産業医は，事業場に専属の者でなければならない。
（5）　事業場に労働者の過半数で組織する労働組合がないとき，衛生委員会の議長以外の委員の半数については，労働者の過半数を代表する者の推薦に基づき指名しなければならない。

◆解説・解答◆

（1）　法第19条には，「事業者は，法の規定により安全委員会及び衛生委員会を設けなければならないときは，それぞれの委員会の設置に代えて，安全衛生委員会を設置することができる」となっており，衛生委員会及び安全委員会の設置に代えて，安全衛生委員会として設置することができるので，誤りです。

　　なお，衛生委員会は，業種にかかわらず，常時**50人以上**（人数に注意！）の労働者を使用する事業場において設置して，**毎月1回以上**開催し，議事録は**3年間**保存する必要があります。

　　また，**議長**は，**総括安全衛生管理者**か総括安全衛生管理者以外の者で，当該事業場において**その事業の実施を統括管理する者**（若しくはこれに準ずる者）のうちから**事業者が指名した者**がなります。

（2）　すべてではなく，**事業者が指名した者**のみなので，誤りです。
（3）　衛生管理者を2人以上選任する場合で，そのうちに労働衛生コンサルタントが含まれていれば，そのうちの1人は事業場に専属でなくてもよいことになっています。

　　従って，その事業場に専属ではない労働衛生コンサルタントを衛生管理者に選任できるので，衛生委員会の委員としても指名することができ

ます。よって，誤りです。
（4）　産業医については，事業者が指名した者を衛生委員会の委員としなければなりませんが，事業場に専属であることまでは求められていないので，誤りです。

なお，産業医が専属でなければならないのは，**1000人以上の事業場**（若しくは一定の有害業務(深夜業務含む)で**500人以上の事業場**）です。
（5）　衛生委員会の委員は事業者が指名した者により構成され，議長以外の半数の委員は，労働者の過半数を代表する労働組合がある場合はその**組合**，組合がない場合は，**労働者の過半数を代表する者の推薦**に基づき指名されなければならないので，正しい。

なお，衛生委員会で審議する内容を**付議事項**といいますが，付議事項についてもたまに出題されていますので，参考資料として載せておきます。

〈 衛生委員会の付議事項 〉
① 労働者の健康障害を防止するための基本となるべき対策に関すること。
② 労働者の健康の保持促進を図るための基本となるべき対策に関すること。
③ 労働災害の原因及び再発防止対策で，衛生に係るものに関すること。
④ その他，次のような労働者の健康障害の防止及び健康の保持増進に関すること。

重要事項

1．衛生に関する規程の作成に関すること。
2．危険性又は有害性等の調査及びその結果に基づき講ずる措置のうち，衛生に係るものに関すること。
3．安全衛生に関する計画（衛生に係る部分に限る）の作成，実施，評価及び改善に関すること。
4．長時間にわたる労働による労働者の健康障害の防止を図るための対策の樹立に関すること。
（衛生管理者や衛生推進者など，「衛生管理にかかわる者の選任に関する事項」は含まれていないので注意！）

解答　（5）

〈No. 3　雇入れ時の安全衛生教育〉

問題3 ☆☆重要

雇入れ時の安全衛生教育に関する次の記述のうち，法令上，誤っているものはどれか。

(1) 事業場で常時使用する労働者数が一定数以下であることを理由に，教育を省略することはできない。
(2) 教育が必要な事項に関し，十分な知識及び技能を有していると認められる労働者については，その事項についての教育を省略することができる。
(3) 従事させる業務に関して発生するおそれのある疾病の原因及び予防に関することは，事業場の業種にかかわらず教育が必要な事項とされている。
(4) 百貨店など各種商品小売業の事業場においては，作業手順に関することについての教育を省略することができる。
(5) 事故時等における応急措置及び退避に関することは，事業場の業種にかかわらず教育が必要な事項とされている。

◆解説・解答◆

事業者は，労働者を雇い入れたとき，または労働者の作業内容を変更したときは，次のような安全または衛生のための教育を行う必要があります。

(a) 省略可能な項目	1. 機械等，原材料等の危険性または有害性およびこれらの取扱い方法に関すること。 2. 安全装置，有害物抑制装置または保護具の性能およびこれらの取扱い方法に関すること。 3. 作業手順に関すること。 4. 作業開始時の点検に関すること。
(b) 必ず教育すべき項目	5. **当該業務に関して発生するおそれのある疾病の原因および予防に関すること。** 6. 整理，整頓および清潔の保持に関すること。 7. **事故時等における応急措置および退避に関すること。** 8. その他，当該業務に関する安全または衛生のために必要な事項。

〈補足〉
　ただし，（a）の項目については，次の場合に教育を省略することができます。
　　1．金融業など，労働災害が発生するおそれの少ない業種
　　2．必要とする教育事項について，十分な知識および技能を有していると認められる労働者

（1）　正しい。たとえ，労働者数が **10人未満**の小規模な事業場であっても，教育を省略することはできません。
（2）　〈補足〉の2より，正しい。
（3）　前ページ表の5より，正しい。
（4）　〈補足〉の1に，「金融業など，労働災害が発生するおそれの少ない業種」とありますが，この労働災害が発生するおそれの少ない業種には，本肢の「**百貨店（各種小売業）**」をはじめ，「**旅館業**」や「**ゴルフ場業**」など含まれておらず，教育を省略することはできないので，誤りです。
（5）　前ページ表の7より，正しい。
　　　ちなみに，雇入れ時の安全衛生教育については，次のポイントも重要なので，注意してください。
　① アルバイトやパートタイマーなど**短期間雇用する者**でも実施しなければならない（⇒「3か月以内の期間を定めて雇用する労働者については，危険又は有害な業務に従事する者を除き，教育を省略することができる」という出題が多いですが，誤りです）。
　② 教育を行う者については，**衛生管理者**には限定されておらず，また，教育内容に関する記録の保存義務はない。
　③ **同一業種に勤務した経歴**は，教育省略の条件には含まれない（→同一業務に勤務した経歴があっても教育しなければならない）。

解答（4）

〈No. 4 健康診断〉

問題 4 ☆重要

労働安全衛生規則に基づく定期健康診断に関する次の記述のうち、誤っているものはどれか。

(1) 肝機能検査については、厚生労働大臣が定める基準に基づき、医師が必要でないと認めるときは、省略することができる。

(2) 深夜業等の特定業務に常時従事する労働者に対しては、6月以内ごとに1回、定期に健康診断を行わなければならないが、胸部エックス線検査は1年以内ごとに1回行えばよい。

(3) 定期健康診断を受けた労働者に対し、遅滞なく、健康診断の結果を通知しなければならない。

(4) 定期健康診断の結果、その項目に異常所見が認められた労働者について、健康を保持するため必要な措置について事業者が医師から行う意見聴取は、3月以内に行われなければならない。

(5) 血圧の測定については、厚生労働大臣が定める基準に基づき、医師が必要でないと認めるときは、省略することができる。

◆解説・解答◆

事業者は、**1年以内ごとに1回**（**特定業務**に常時従事する労働者については**6か月以内ごとに1回**…ただし、**胸部エックス線検査**と**喀痰検査は1年以内ごとに1回でよい**）、定期に健康診断を行い、健康診断個人票を作成して**5年間保存する必要があります**（労働者数が**50人以上**の事業場では、定期健康診断結果報告書を所轄労働基準監督署長に提出する必要がある）。

その健診項目については、次のページのようになっています。

そこで、まず、次のページの健診項目を見て下さい。この表を参照しながら解説していきます。

(1) 正しい。**肝機能検査**については、表の(B)の欄にあるので、医師が必要でないと認めるときは、省略することができます。

(2) 解説冒頭の下線部より、深夜業等の特定業務に常時従事する労働者に対しては、**6か月以内**ごとに1回行えばよく、また、**胸部エックス線検査**と**喀痰検査**については、**1年以内**ごとに1回行えばよいので、正しい。

(3) 正しい。

なお、本人への通知のほか、冒頭にも記してありますように、労働者

数が **50 人以上**の事業場では，結果報告書を所轄労働基準監督署長に提出する必要がありますが，**雇入れ時の健康診断**では，このような報告義務はないので，注意してください。

（4）　正しい（雇入れ時の健康診断も同じです）。
（5）　表より，血圧の測定は（A）の欄にあるので，省略することはできず，誤りです。

〈 定期健康診断の項目 〉

（A） 省略できない項目	1．既往歴，業務歴の調査 2．自覚症状，他覚症状の有無の検査 3．**血圧の測定** 4．体重，視力の検査 5．胸部エックス線検査
（B） 省略可能な項目 （⇒医師が必要でないと認めるときは，省略することができる項目）	6．身長（20 歳以上の者），聴力（原則 45 歳未満）の検査 7．喀痰検査（胸部エックス線検査で病変等がないと診断された者） 8．腹囲検査（35 歳のみ除く 40 歳未満の者） 9．貧血検査（　　　　〃　　　　） 10．血糖および血中脂質検査（　　〃　　） 11．**肝機能検査**（　　　　〃　　　　） 12．心電図検査（　　　　〃　　　　）

解答　（5）

問題5

労働安全衛生規則に基づく医師による雇入れ時の健康診断に関する次の記述のうち，誤っているものはどれか。

（1） 雇入れ時の健康診断の結果に基づき健康診断個人票を作成し，5年間保存しなければならない。
（2） 雇入れ時の健康診断において，医師が必要でないと認めるときは，身長，体重，心電図等の一定の検査項目については省略することができる。
（3） 雇入れの6月前に医師による健康診断を受けた労働者に対しても，法定のすべての項目について雇入れ時の健康診断を行わなければならない。
（4） 雇入れ時の健康診断項目の中には，既往歴及び業務歴の調査が含まれる。
（5） 雇入れ時の健康診断の結果については，所轄労働基準監督署長に報告する必要はない。

◆解説・解答◆

（1） すべての健康診断を行った場合は，健康診断個人票を作成し，**5年間**保存しなければならないので，正しい。
（2） 定期健康診断では，前問の表の（B）の欄が医師の判断により省略することができる項目になりますが，雇入れ時の健康診断では，そのようなケースはないので，誤りです。
　なお，雇入れ時の健康診断で省略することができるケースは，（3）のケースのみです。
（3） 雇入れ時の健康診断で省略することができるのは，次のケースのみです。
　「医師による健康診断を受けた後3月を経過しない者を雇い入れる場合，その健康診断の結果を証明する書面の提出があったときは，雇入れ時の健康診断において，当該健康診断の項目に相当する項目を省略することができる。」
　従って，本肢の「6月前に医師による健康診断を受けた労働者」は，上記の「3月を経過しない者（＝3か月以内に医師による健康診断を受けた労働者）」に該当しないので，健診項目を省略することはできません。
　よって本肢の場合，法定のすべての項目について雇入れ時の健康診断を行う必要があるので，正しい。

　　　　なお，この雇入れ時の健康診断の対象となるのは，あくまでも**常時従事する労働者**であり，上記の**3月**を経過しない者の「3月」と混同をねらって，「3月を超えて使用する労働者を雇い入れるときは，（雇入れ時の）健康診断を実施しなければならない」という選択肢を用意した文章問題も出題されているので，注意してください（答えは×です）。
（4）　雇入れ時の健康診断の項目は，前問の表（⇒ P26）から喀痰検査を除いただけです。つまり，喀痰検査以外は同じです。
　　　　従って，この表の（A）の欄に，「既往歴及び業務歴の調査」が含まれているので，雇入れ時の健康診断項目の中にも既往歴及び業務歴の調査が含まれており，正しい。
（5）　定期健康診断の場合は，常時50人以上の労働者を使用する事業場で実施した際は，結果報告書を所轄労働基準監督署長に提出しなければなりませんが，雇入れ時の健康診断については，人数に関係なくそのような義務はないので，正しい。

> ⇒　**50人以上**の健診は報告義務があるが，
> 　　雇入れ時の健診にはそのような義務はない。

解答　（2）

〈№.5　衛生基準と事務所衛生基準規則〉

問題6

事業場の建物，施設等に関する措置について，労働安全衛生規則の衛生基準に違反しているものは次のうちどれか。

（1）　常時60人の労働者を就業させている天井の高さが3mの屋内作業場の気積が，設備の占める容積を除いて800m³である。
（2）　労働者を常時就業させる場所の照明設備について，6月以内ごとに1回，定期に，点検している。
（3）　普通の作業を常時行う場所の作業面の照度を200ルクスとしている。
（4）　事業場に附属する食堂の炊事従業員について，専用の便所を設けているが，休憩室は一般従業員と共用にしている。
（5）　労働衛生上有害な業務を行っておらず，換気設備を設けていない屋内作業場で，直接外気に向かって開放することのできる窓の面積が床面積の1/15である。

◆解説・解答◆

P96の衛生基準の数値のまとめを参照しながら解説していきます。

（1）　違反していない。

表の1より，気積は労働者1人について**10m³以上**確保する必要があります。

従って，部屋の容積から「設備の占める容積」と「床面から4mをこえる高さにある空間」を除いた容積を，10m³で割れば，その部屋における就業可能な労働者数が求まります。

本肢の場合，天井の高さが3mなので，「床面から4mをこえる高さにある空間」はないので，部屋の容積から「設備の占める容積」を除けばよいだけです。

従って，「設備の占める容積を除いて800m³」の800m³がその値となります。

これを10m³で割ればよいので，800÷10＝80人が就業可能な労働者数の上限ということになります。

よって，60人の労働者を就業させることは可能なので，違反していません。

（2） 違反していない。
表の4より，照明設備については，**6か月以内**ごとに1回，定期に，点検すればよいので，違反していません。

（3） 違反していない。
表の3より，普通の作業を常時行う場所の作業面の照度は **150ルクス**以上あればよいので，違反していません。

（4） 違反している。
表の下の「その他」より，炊事従業員の便所と休憩室は**専用**でなければならないので，一般従業員と共用にしているのは違反しています。

（5） 違反していない。
表の2より，換気設備を設けていない場合の直接外気に向かって開放することのできる窓の面積は，床面積の **1/20 以上**でなければならないので，1/15 はその 1/20 以上の大きさとなるので，違反していません（1/15 は **4/60**，1/20 は **3/60** となるので，1/15 の方が大きい）。

解答　（4）

問題7　☆重要

中央管理方式の空気調和設備を設けている建築物の事務室の作業環境測定又は機械設備等の点検に関する次の記述のうち，法令上，誤っているものはどれか。

（1） 空気調和設備については，照明設備と同じく，6月以内ごとに1回，定期に，異常の有無を点検しなければならない。

（2） 作業環境測定において，室における空気中の一酸化炭素及び二酸化炭素の含有率については，2月以内ごとに1回，定期に，測定しなければならない。

（3） 室内の気温は，17℃以上28℃以下，相対湿度は，40％以上70％以下とすること。

（4） 室に供給される空気は，その一酸化炭素の含有率については100万分の10以下，二酸化炭素の含有率については100万分の1000以下とすること。

（5） 燃焼器具を使用するときは，毎日，異常の有無を点検しなければならない。

◆**解説・解答**◆

労働安全衛生規則（衛生基準）と事務所衛生基準規則とは，同じ基準のものが多いですが，事務所衛生基準規則にしかない主なものについてまとめると，次のようになります（事務所衛生基準規則は P96 の表の緑色部分と下記①〜④です）。

① 温度
10℃以下の場合は暖房を行うこと。
② 燃焼器具
燃焼器具を使用するときは，**毎日**，異常の有無を点検すること。
③ 作業環境測定
中央管理方式の空気調和設備を設けている建築物内の事務室については，**2か月以内ごとに1回**，次の事項について測定し，記録を**3年間保存**すること（報告義務はない）。
・**一酸化炭素および二酸化炭素の含有率**
・室温および外気温
・相対湿度
④ 点検等
1．**機械による換気設備（空気調和設備）**は，**2か月以内ごとに1回**点検を行う。
2．空気調和設備の冷却塔と冷却水は**1か月以内**ごとに1回点検を行う。

(1) **照明設備**は，**大掃除**や**ねずみ，昆虫等の駆除**と同じく**6か月以内**ごとに1回，定期に，異常の有無を点検しなければなりませんが，**空気調和設備**については，上記の④の1より，**2か月以内**ごとに1回，定期に，異常の有無を点検しなければならないので，誤りです。
(2) 同じく③より，空気中の一酸化炭素及び二酸化炭素の含有率については，**2か月以内**ごとに1回，定期に，測定しなければならないので，正しい。
　　なお，このような作業環境測定を行ったときは，その都度，一定の事項を記録して，**3年間保存**する必要があります。
(3) 空気調和設備または機械換気設備を設けている建築物の事務室においては，室温などが次の表の値になるように調整する必要があります。

事　項	測定値	測定器
1．浮遊粉じん量	1m³中に0.15mg以下	グラスファイバーろ紙
2．一酸化炭素	100万分の10以下	**検知管**方式による一酸化炭素検定器
3．二酸化炭素	100万分の1000以下	**検知管**方式による二酸化炭素検定器
4．ホルムアルデヒド	1 m³中に0.1mg以下	省略
5．気流	毎秒0.5m以下	毎秒0.2m以上の気流を測定できる風速計
6．気温	17℃以上28℃以下	**0.5度目盛**の温度計 （床上75cm以上120cm以下で測定）
7．相対湿度	40％以上70％以下	**0.5度目盛**の乾湿球の湿度計 （アスマン通風乾湿計，アウグスト乾湿計など）

　　　従って，表の6と7より，正しい。
　　　なお，気温の測定は，室の通常の使用時間中に，室の中央部の床上**75cm以上120cm以下**の位置で行い，同じく表にあるように**0.5℃目盛**（1℃目盛りとする出題が多いので注意！）の温度計により行います。
（4）　上の表の2と3より，正しい。
　　　なお，その際に使用する測定器の方式である**検知管方式**も重要ポイントです。
（5）　前ページの②より，正しい（「**毎日**」に注意！）。

解答　（1）

〈No.6 労働時間〉

問題8 ☆☆重要

労働基準法における労働時間等に関する次の記述のうち，正しいものはどれか。
(1) 労働時間が8時間を超える場合においては，少なくとも45分の休憩時間を労働時間の途中に与えなければならない。
(2) 労働時間に関する規定の適用については，事業場を異にする場合は労働時間を通算しない。
(3) フレックスタイム制の清算期間は，2か月以内の期間に限られている。
(4) 時間外労働の協定をしない限り，いかなる場合も1日について8時間を超えて労働させることはできない。
(5) 機密の事務を取り扱う労働者については，所轄労働基準監督署長の許可を受けなくても労働時間に関する規定は適用されない。

◆解説・解答◆

(1) 労働時間が6時間を超える場合は45分，8時間を超える場合には**1時間**の休憩時間を少なくとも労働時間の途中に与えなければならないので，誤りです。
(2) 労基法第38条より，労働時間に関する規定の適用については，事業場を異にする場合においても労働時間を通算するので，誤りです。
(3) フレックスタイム制の清算期間は，**1か月以内**の期間に限られているので，誤りです。
(4) 原則として，1日について8時間を超えて労働させることはできませんが，次の場合は，1日について8時間を超えて労働させることができるので，誤りです（本肢は①のみに限定しているので×）。

① 時間外労働の**労使協定**（36協定）がある場合
② **災害**その他避けることのできない事由によって，臨時の必要がある場合（⇒ 行政官庁の**許可**が必要。ただし，事態急迫のために行政官庁の許可を受ける暇がない場合は，事後に届け出る。）
③ **フレックスタイム制**（変形労働時間制）の採用
④ **監督，管理**の地位にある者または**機密の事務を取り扱う者**
⑤ 監視または断続的労働に従事する者（行政官庁の**許可**が必要）
⑥ **農業**や**水産業**などに従事する者

第一編 関係法令

（5）　（4）の解説の④より，機密の事務を取り扱う労働者については，所轄労働基準監督署長の許可を受けなくても労働時間に関する規定は適用されないので（⇒1日について8時間を超えて労働させることができる），正しい。

解答（5）

問題9 ☆☆重要

労働基準法における労働時間，休憩及び休日に関する次の記述のうち，誤っているものはどれか。

（1）　労使協定により，1か月単位の変形労働時間制を採用したときは，特定の週において40時間を超えて労働させることができる。
（2）　監視又は断続的労働に従事する労働者で，使用者が所轄労働基準監督署長の許可を受けた者については，労働時間，休憩及び休日に関する規定は適用されない。
（3）　使用者は，労働者に対して4週間を通じ4日以上の休日を与えれば，週1回の休日は与えなくてもよい。
（4）　事業場外で労働時間を算定し難い業務に従事した場合は，すべて所定労働時間労働したものとみなさなければならない。
（5）　事業の種類にかかわらず，監督もしくは管理の地位にある者については，労働時間に関する規定が適用されない。

◆解説・解答◆

（1）　正しい。
（2）　前問の解説（4）の⑤より，正しい。
（3）　労基法第35条より，使用者は，労働者に対して，毎週少なくとも1回の休日を与える必要がありますが，**4週間を通じ4日以上の休日を与えれば，週1回の休日は与えなくてもよい**ので，正しい。
（4）　事業場外で労働時間を算定し難い業務に従事した場合は（⇒営業の外回りなど），事業場であらかじめ定められた時間，すなわち，所定労働時間労働したものとみなされます。しかし，その所定労働時間を超えて労働した場合は，**当該業務の遂行に通常必要とされる時間**労働したものとみなされるので，「すべて所定労働時間労働したものとみなさなければならない。」というのは，誤りです。
（5）　前問の解説（4）の④より，正しい。

解答（4）

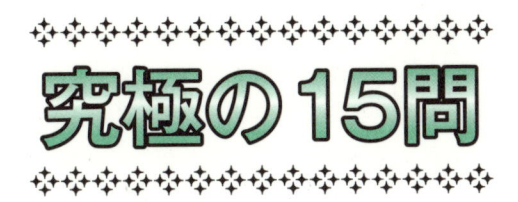

第2編

労働衛生

究極の15問

〈No.7 温熱条件〉

問題1 ☆☆☆重要

温熱条件に関する次の記述のうち，誤っているものはどれか。

（1） 温度感覚は，気温，湿度，気流，ふく射熱（放射熱）によって影響される。
（2） 実効温度は，気温，湿度，気流，ふく射熱の総合効果を一つの温度指標で表したものである。
（3） デスクワークの場合の至適温度は，筋肉作業の場合の至適温度より高い。
（4） 黒球温度計は，ふく射熱による温度上昇値を測定することができる。
（5） 不快指数は，乾球温度と湿球温度から計算で求めることができる。

◆解説・解答◆

（1） 正しい。なお，この**温度感覚**は，あくまでも「暑さ」や「寒さ」を感じる一般的な感覚のことを言っているだけであり，用語として存在する（2）の実効温度の別名，**感覚温度**とは区別が必要です。
（2） 実効温度は，感覚温度ともいわれるもので，「**気温，湿度，気流**」の総合効果を1つの温度指標で表したものをいい，ふく射熱（放射熱）は含まれていないので，誤りです。
（3） 至適温度は，暑からず，寒からずという温度感覚を伴う温度をいい，作業強度が強い重労働や，作業時間が長いときは，体温が上がるので，その分，至適温度は低くなりますが，逆に，デスクワークのような作業強度が強くない作業の場合は，高くなるので，正しい。

　　なお，至適温度について，まとめると，次のようになります。
① 作業強度が**強い**と至適温度は**低く**なる。
② 作業強度が**長い**と至適温度は**低く**なる。
③ 被服が**厚い**と至適温度は**低く**なる。
④ 至適温度は，**飲食物，年齢，性**などによって異なる。

（4） 正しい。黒球温度は，黒球温度計（ふく射熱を吸収するため，外側を黒く塗った黒球の中に温度計を挿入したもの）で測定した温度で，ふく射熱による温度上昇の値をこれによって知ることができます。
（5） 不快指数は，「乾球温度，湿球温度」のみから，一定の計算式で求める不快度を表しているとされる指標であり，正しい。

解答 （2）

問題2 ☆重要☆

至適温度に関する次のAからDまでの記述について，正しいものは（1）～（5）のうちどれか。

A 感覚温度ともいわれる。
B 飲食物，年齢，性などによって異なる。
C 気温，湿度，気流及びふく射熱（放射熱）の総合効果を表す温度指標である。
D 季節や被服の変化は，至適温度に影響を与えない。

（1） A
（2） A，B
（3） B
（4） C
（5） C，D

◆解説・解答◆

A 至適温度は，「暑くも寒くもない」と感じる**温度感覚**のことをいうので，「温度」と「感覚」の順が逆になっており，誤りです。なお，感覚温度ともいわれるのは，**実効温度**のことになります。
B 至適温度は，飲食物，年齢，性別などによって異なるので，正しい。
C 至適温度は，Bにあるように，「暑くも寒くもない」と感じる温度感覚のことをいうので，誤りです。
　なお，気温，湿度，気流及びふく射熱（放射熱）のうち，気流を除いたもの，すなわち，「**気温，湿度及び放射熱（ふく射熱）**」を加味した暑さの総合的指標を**湿球黒球温度指数（WBGT）**といい，また，ふく射熱を除いた「**気温，湿度，気流**」の総合効果を1つの温度指標で表したものを，**実効温度（感覚温度）**というので，混同しないように！
D 至適温度は，季節や被服の変化で影響を受け，夏と冬では，同じ「暑くも寒くもない」と感じる温度は異なります。また，被服が厚いと至適温度は低くなり，薄いと高くなります。よって，誤りです。

　以上から，正しいのは，（3）のBのみとなります。

解答（3）

〈No.8 採光, 照明〉

問題3 ☆☆重要

採光, 照明等に関する次の記述のうち, 誤っているものはどれか。

(1) 局部照明は, 検査作業などのように特に手元が高照度であることが必要な場合に用いられる。
(2) 間接照明は, 光源からの光を壁等に反射させて照明する方法である。
(3) 全般照明と局部照明を併用する場合, 全般照明の照度は, 局部照明による照度の1/10以上であることが望ましい。
(4) 前方から明かりをとるとき, 眼と光源を結ぶ線と視線とが作る角度は, 15°～30°程度になるようにする。
(5) 部屋の彩色として, 目より上方の壁や天井は, 照明効果を良くするため明るい色にし, 目の高さ以下の壁面は, まぶしさを防ぎ安定感を出すために濁色にする。

◆解説・解答◆

(1) 正しい。
(2) 天井や壁に光を当てて, 反射光が作業面を照らすようにした照明方法を**間接照明**というので, 正しい。
(3) 全般照明と局部照明を併用する場合の, 全般照明の照度は, 局部照明の**1/10以上**であることが望ましいので, 正しい。

なお,「1/10以上」ではなく,「10％以上」あるいは,「10％以下」という出題もあるので, 注意が必要です(「10％以上」は正しく,「10％以下」は誤りです)。

(4) 前方から明かりをとるときの, 眼と光源を結ぶ線と視線とが作る角度は, 少なくとも**30°**以上になるようにする必要があるので, 誤りです。
(5) 部屋の彩色では, 目の高さから**上は明るい色**にし, 目の高さ**以下は濁色**にするとよいので, 正しい。

解答 (4)

〈No.9 VDT作業〉

問題4 ☆重要

VDT作業の労働衛生管理に関する次の記述のうち，誤っているものはどれか。

(1) VDT作業では種々の部位に局所疲労が存在すると同時に，不快感を主とした精神的疲労が存在することに留意する必要がある。
(2) ディスプレイ画面上における照度は，500ルクス以下になるようにする。
(3) VDT作業健康診断は，定期の一般健康診断を実施する際に，併せて実施してもよい。
(4) 単純入力型又は拘束型に該当するVDT作業については，一連続作業時間が1時間を超えないようにし，次の連続作業までの間に10～15分の作業休止時間を設けるようにする。
(5) VDT作業による健康障害は，初期には自覚症状がないので，眼の検査及び筋骨格系の他覚的検査により異常を早期に発見することが必要である。

◆解説・解答◆

(1) 正しい。VDT作業では，一部の筋肉しか使わないところから生じる**局所疲労**や，騒音や作業時間その他の種々の疲労誘発要因による不快感によって**精神的疲労**が生じることがあるので，留意する必要があります。
(2) 厚生労働省の「VDT作業における労働衛生管理のためのガイドライン」の照度については，次のようになっています。
 ・ ディスプレイ画面上では **500ルクス以下**
 ・ 書類上及びキーボード上における照度は **300ルクス以上**とすること（以下と以上に注意！）。
　　よって，正しい。
(3) ガイドラインの健康診断については，次のようになっています。
 ・ 配置前健康診断と定期健康診断を実施する。
 ・ VDT作業健康診断は，定期の一般健康診断と併せて実施して差し支えない（1年以内ごとに1回，定期に実施する）。
　　よって，正しい。
(4) ガイドラインの1日の作業時間については，次のようになっています。

「単純入力作業の場合,一連続作業時間が **1 時間を超えない**ようにし,かつ,その作業時間内に **1 回～2 回程度の小休止**を設けるとともに,次の連続作業までの間に **10 分～15 分**の作業休止時間を設けること。」
　　　よって,正しい。
（5）　VDT 作業による健康障害は,他覚的所見より**自覚症状**の方が先行して表れるので（⇒　愁訴先行型),誤りです。

解答（5）

〈No.10 空気環境および換気〉

問題5 ☆重要☆

必要換気量（m^3/h）を算出する式として，正しいものは（1）～（5）のうちどれか。ただし，AからDは次のとおりとする。

A　室内二酸化炭素（炭酸ガス）濃度の測定値
B　室内二酸化炭素基準濃度
C　外気の二酸化炭素濃度
D　室内にいる人の呼出二酸化炭素（m^3/h）

（1）　D／A－C
（2）　D／B－C
（3）　D／A－B
（4）　D×A／B
（5）　D×C／B

◆解説・解答◆

　室内の空気の清浄度を保つために入れ替える必要のある空気の量を必要換気量といい，通常，次式のように，**1時間に交換される空気量**で表します。

$$必要換気量（m^3/h）= \frac{在室者1時間当たりの呼出CO_2量（m^3/h）}{（室内CO_2基準濃度）-（外気のCO_2濃度）}$$

（m^3/hの/hは「1時間当たり」を表す）

これに，問題のA～Dを当てはめると，
・在室者1時間あたりの呼出CO_2量（m^3/h）⇒　D
・室内CO_2基準濃度　⇒　B
・外気のCO_2濃度　⇒　C

　従って，（2）のD／B－Cが正解となります。
　なお，問題のA～Dからわかるように，必要換気量を算出するときは，**二酸化炭素濃度**を基準として行います。
　従って，「必要換気量を算出するときは，普通，**酸素濃度**を基準として行う」という出題があれば×になるので，注意してください。

解答（2）

第二編　労働衛生

> **問題 6** ★重要★
>
> 一般の事務所における換気等に関する次の記述のうち，誤っているものはどれか。
> （1） 人間の呼気の成分の中で，酸素の濃度は約 16％，二酸化炭素の濃度は約 4％である。
> （2） 新鮮外気中の酸素濃度は，約 21％，二酸化炭素濃度は，0.03～0.04％である。
> （3） 必要換気量は，そこに働く人の労働の強度によって増減する。
> （4） 外気によって換気を行うとき，必要換気量は，室内にいる人が 1 時間に呼出する二酸化炭素量を，室内の二酸化炭素基準濃度で除して算出する。
> （5） 機械換気を行う場合の必要換気量算出にあたっては，普通，室内二酸化炭素基準濃度を 0.1％とする。

◆解説・解答◆

（1） 人間の呼気の成分中，酸素の濃度は約 **16％**，二酸化炭素の濃度は約 **4％**なので，正しい。

（2） 新鮮外気中の酸素濃度は，約 **21％**，二酸化炭素濃度は，**0.03～0.04％**なので，正しい。

　　なお，必要換気量を求める際の計算では，％表示ではなく，0.03％は，**0.0003** で計算しなければならないので，注意してください。

（3） 前問の必要換気量の算出式からもわかるように，分子の「呼出 CO_2 量」は，力仕事などのように労働強度が高いほど大きくなり，逆に，事務仕事などのように労働強度が低いほど小さくなります。従って，労働強度によって増減するので，正しい。

（4） 必要換気量は，前問の式より，「室内にいる人が 1 時間に呼出する二酸化炭素量」を，「室内の二酸化炭素濃度」ではなく，「<u>室内二酸化炭素基準濃度から外気の二酸化炭素濃度を引いた値</u>」で除して算出するので，誤りです。

（5） 必要換気量算出にあたっては，普通，室内の二酸化炭素基準濃度を **0.1％**としているので，正しい（外気の二酸化炭素基準濃度は，**0.03％**です）。

解答 （4）

〈No.11　健康の保持増進対策〉

問題7

労働者の健康保持増進のために行う健康測定に関する次の記述のうち，誤っているものはどれか。

（1）　健康測定の結果，食生活上問題が認められた労働者に対して，栄養の摂取量のほか，食習慣や食行動の評価とその改善について栄養指導を行う。

（2）　健康測定における生活状況調査は，仕事の内容，職場の人間関係のほか，趣味・し好，運動習慣・運動歴，食生活などについても行う。

（3）　健康測定における運動機能検査では，筋力，柔軟性，平衡性，敏捷性，全身持久性などの検査を行う。

（4）　健康測定の結果に基づき，個々の労働者が健康状態に合った適切な運動を日常生活に取り入れる方法を習得することを目的とする運動指導を行う。

（5）　健康測定における医学的検査は，個々の労働者の健康状態を身体面から調べ，健康障害や疾病を発見することを目的として行う。

◆解説・解答◆

（1）　栄養指導は，健康測定の結果，食生活に偏りがある労働者に対して，栄養の摂取量のほか，食習慣や食行動の評価とその改善について指導を行うので，正しい。

（2）　健康測定における生活状況調査は，問題文のように，幅広い状況について調査するので，正しい。

（3）　運動機能検査は，**健康診断**では行わず，この**健康測定**で行い，問題文のような事項について検査を行うので，正しい。

なお，健康診断では行わず，健康測定のみで行うものについては，次の3項目があるので，注意してください。

「**心拍数，呼吸機能（肺活量），運動機能検査**」

（4）　健康測定の結果に基づき，勤務形態や生活習慣などから来る健康上の問題を解決するために，問題文のような趣旨で運動指導を行うので，正しい。

（5）　健康測定と健康診断ともに行うものには，問診，生活状況調査，医学的検査などがありますが，そのうちの医学的検査は，無所見者（健康障害を持たない労働者）の健康状態を的確に把握し，**より健康で質の高い**

職業生活が送ることができるようにするために実施するものであり，疾病の早期発見を目的として行われるのは**健康診断**の方なので，誤りです。

> 健康**診断** ⇒ **有**所見者に対して行う。
> 健康**測定** ⇒ **無**所見者に対して行う。

> 健康測定と健康診断についてもう一度説明すると，健康診断が**疾病の早期発見**を主な目的としているのに対し，この健康測定は，**労働者の健康状態を把握し健康指導を行うために実施する**んじゃ。
> つまり，健康診断が「悪い所はないかな？」と"診る"のに対し，健康測定は，環境測定などと同じく，ただ現状を"測る"だけなんじゃ。
> ここのところをよく区別して理解しておくことが大切じゃよ。

なお，健康測定の結果に基づき，必要と判断された場合や問診の際，労働者自らが希望する場合は，メンタルヘルスケアを行いますが，参考資料として，厚生労働省の「労働者の心の健康の保持増進のための指針」を示しておきます。

> ＜ 参考資料・メンタルヘルスケアについて ＞
> 厚生労働省の「労働者の心の健康の保持増進のための指針」には，心の健康づくり対策の進め方として次の４つのメンタルヘルスケアが示されています。
> 　１．労働者自身がストレスや心の健康について理解し，自らのストレスの予防や対処を行う**セルフケア**
> 　２．管理監督者が，職場環境等の改善や労働者からの相談への対応を行う**ラインによるケア**
> 　３．産業医，衛生管理者等が，心の健康づくり対策の提言や労働者及び管理監督者に対する支援を行う**事業場内産業保健スタッフ等によるケア**
> 　４．メンタルヘルスケアに関する専門的な知識を有する**事業場外の機関及び専門家**を活用し支援を受ける**事業場外資源によるケア**
> （注：**衛生委員会**はこれに関する審議などは行うが，直接ケアは行わないので注意）

解答 （5）

〈No.12 疾病休業統計〉

問題8 ☆☆重要☆☆

疾病休業統計に関する下文中の（　）内AからCに該当する次の①～⑤の語句又は数字の組合せとして，正しいものは（1）～（5）のうちどれか。

① 疾病休業延日数
② 在籍労働者の延実労働時間数
③ 1,000
④ 疾病休業件数
⑤ 1,000,000

「**病休強度率は，次の式により求められる。**

$$\frac{（\text{A}）}{（\text{B}）} \times （\text{C}）$$」

	A	B	C
(1)	①	②	③
(2)	①	②	⑤
(3)	④	①	③
(4)	④	②	③
(5)	④	②	⑤

◆解説・解答◆

病休強度率は，「在籍労働者の**延実労働時間1,000時間**あたりの**疾病休業日数を表す統計**」であり，次の式で表されます。

$$病休強度率 = \frac{疾病休業延日数}{在籍労働者の延実労働時間数} \times 1,000$$

従って，Aは①の疾病休業延日数，Bは②の在籍労働者の延実労働時間数，Cは③の1,000となるので，（1）が正解となります。

解答　（1）

問題 9 ★重要

疾病休業統計に関する下文中の（　）内 A から C に該当する次の①～⑤の語句又は数字の組合せとして，正しいものは（1）～（5）のうちどれか。

① 疾病休業延日数
② 疾病休業件数
③ 在籍労働者の延実労働時間数
④ 在籍労働者の延実労働日数
⑤ 1,000
⑥ 1,000,000

「疾病り患の頻度を表す病休度数率は，次の式により求められる。

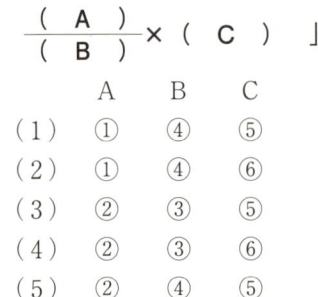

$$\frac{(A)}{(B)} \times (C)$$ 」

	A	B	C
(1)	①	④	⑤
(2)	①	④	⑥
(3)	②	③	⑤
(4)	②	③	⑥
(5)	②	④	⑤

◆解説・解答◆

疾病り患の頻度を表す病休度数率は，「在籍労働者の延実労働時間 **100 万時間**当たりの**疾病休業件数**を表す統計」で，次の式で表されます。

$$病休度数率 = \frac{疾病休業件数}{在籍労働者の延実労働時間数} \times 1,000,000$$

従って，A には②の「疾病休業件数」，B には③の「在籍労働者の延実労働時間数」，C には⑥の「1,000,000」が当てはまるので，（4）が正解となります。

〈分子について〉
- 病休強度率 ⇒ **疾病休業延日数と千**
- 病休度数率 ⇒ **疾病休業件数と百万**

なお，負傷が原因となって引き続き発生した疾病については，負傷による休業と疾病による休業に分けて，新たに疾病休業件数にカウントされるので，注意が必要です。

解答（4）

〈No.13 心肺蘇生法〉

問題10 ☆重要

一次救命措置に関する次の記述のうち，誤っているものはどれか。

(1) 傷病者の反応の有無を確認し，反応がない場合には，大声で叫んで周囲の注意を喚起し，協力を求めるようにする。
(2) 傷病者に反応がない場合は，頭部後屈あご先挙上法（片手で額を押さえ，もう片方の手の指で顎先を持ち上げて気道を確保する方法）によって気道の確保を行う。
(3) 傷病者が普段どおりの息をしており，心肺蘇生を行わないときは，回復体位をとらせて経過を注意深く見ながら，救急隊の到着を待つ。
(4) 心肺蘇生は，人工呼吸1回に胸骨圧迫10回を繰り返して行い，また，胸骨圧迫は，胸が4〜5cm程度沈む強さで胸骨の下端を圧迫し，1分間に約100回のテンポで行う。
(5) AED（自動体外式除細動器）を用いた場合，電気ショックを行った後や電気ショックは不要と判断されたときには，音声メッセージに従って胸骨圧迫を開始し心肺蘇生を続ける。

◆解説・解答◆

(1) 正しい。まず，傷病者に呼びかけたり，または軽く肩などをたたくなどして応答があれば必要な応急措置をとり，応答がなければ周囲に助けを求める，あるいは，119番通報をするなどの措置をとるとともに，近くにあるAEDの手配を依頼したりします。
(2), (3) 正しい。
(4) まず，心肺蘇生の流れは，次の手順で行います。
　1. 傷病者の肩を軽くたたくなどして意識の有無を確認する。
　　　　　　↓（意識がない場合）
　2. 気道を確保して，正常な呼吸をしているかを10秒以内に確認する。
　3. 呼吸が正常であれば，回復体位をとらせ，救急隊の到着を待つ。
　4. 呼吸が正常でなければ，約1秒かけて人工呼吸を2回実施し，その後は，人工呼吸2回に胸骨圧迫（心マッサージ）30回を交互に繰り返して行うので，誤りです。
　　なお，胸骨圧迫（心マッサージ）は，胸が4〜5cm程度沈む強さで胸骨の下端（みぞおちの上部にあたる部分）を圧迫し，1分間に約100

回のテンポで行うので，この点は正しい。

その際，事故者を柔らかいふとんの上などに置かず，**固くて平らな物の上**に寝かせて心マッサージを行います。

(5) AEDとは，一般市民でも簡便，かつ，安全に電気ショックを行えるよう開発された自動体外式除細動器と呼ばれるもので，電極パッドを胸部に取り付けることによって，自動的に心電図を解析して電気ショック(電気的除細動という)の必要の有無を判別し，必要な場合には音声ガイドにより電気ショックを行う仕組みになっています。

AEDにより電気ショックは不要と判断された場合や，あるいは電気ショックを行った後であっても，その音声メッセージに従って胸骨圧迫(心マッサージ)を開始して心肺蘇生を続ける必要があるので，正しい。

解答 **(4)**

問題11 ☆重要

口対口呼気吹き込み法による人工呼吸及び心マッサージに関する次の記述のうち，正しいものはどれか。

(1) 気道を確保するためには，仰(あお)むけの事故者のそばにしゃがみ，顎(あご)を下に押すようにする。

(2) 人工呼吸をまず1回行い，その後約30秒間は様子を見て，呼吸・咳・体の動きなどがみられない場合に，心マッサージを行う。

(3) 人工呼吸は，1回の息の吹き込みにゆっくりと5秒程度かけ，1分間に5〜6回程度の速さで行う。

(4) 心マッサージは心臓停止より通常3分以内（せいぜい5分以内）に処置しないと蘇生は不可能である。

(5) AED（自動体外式除細動器）を用いて救命処置を行う場合には，人工呼吸や胸骨圧迫は，一切行う必要がない。

◆解説・解答◆

(1) 気道を確保するためには，事故者のそばにしゃがみ，右手を事故者の額に，左手の人差し指と中指を下顎の先にあて，下顎を**押し上げる**ようにして，頭を後方に傾ける必要があるので，「顎を下に押すようにする」というのは，誤りです（⇒前問の(2)参照）。

(2) 人工呼吸を1秒かけて**2回**行い，その後は循環サインに関係なく，人工呼吸**2回**に心マッサージ**30回**を繰り返す必要があるので，誤りです。

(3) 人工呼吸は，1回に5秒程度ではなく，事故者の胸の盛り上がりが確

認できる程度の量（普通呼吸の2倍程度）を約1秒かけて静かに**2回**吹き込むので，誤りです（心停止と判断した場合は，すぐに心マッサージを実施します）。

（4）　心マッサージは，心臓が停止してから通常は**3分以内**（せいぜい5分以内）に処置しないと，蘇生はほとんど不可能になるので，正しい。

（5）　AED（自動体外式除細動器）を用いて救命処置を行う場合であっても，その音声ガイドにしたがって，人工呼吸や胸骨圧迫を併用することが必要なので，誤りです（⇒前問の(5)参照）。

解答　（4）

〈No.14　出血および止血〉

問題12

止血法に関する次の記述のうち，誤っているものはどれか。

（1）　直接圧迫法は，出血部を直接圧迫する方法であって，最も簡単で効果的な方法である。
（2）　間接圧迫法は，出血部より心臓に近い部位の動脈を圧迫する方法である。
（3）　額，こめかみあたりの出血を間接圧迫法により止血するときは，耳のすぐ前の脈拍が触れる部位を圧迫する。
（4）　上肢の出血を，間接圧迫法により止血するときは，上腕の内側の中央部を骨に向かって強く圧迫する。
（5）　動脈からの出血の場合には，止血帯法により止血しなければならない。

◆解説・解答◆

（1）　正しい。
　　　直接圧迫法とは，タオルや布などで傷口を直接押さえる最も簡単な方法で，四肢の出血では，**大きな動脈**からの出血を除けば，ほとんどこの直接圧迫法で止血することができます（⇒　原則として，動脈からの出血に対応するが，**大きな動脈**からの出血には対応しない）。

（2）　正しい。
　　　間接圧迫法とは，出血部より心臓に近い部位の動脈を指で強く圧迫する方法で，<u>上肢を止血するときは，上腕（肩先から肘までの部分）中央部を，骨に向かって強く圧迫する</u>必要があります。

（3）　額，こめかみあたりの出血の場合は，耳のすぐ前の脈拍が触れる動脈を圧迫するとよいので，正しい。
　　　なお，直接圧迫法は，原則として動脈からの出血に対応しますが，**大きな動脈**からの出血には対応できません。

（4）　（2）の下線部より，正しい。

（5）　動脈からの出血の場合には止血帯法ではなく，出血部より心臓に近い部位の動脈を指で強く圧迫する**間接圧迫法**か，あるいは**直接圧迫法**で止血を行うので，誤りです。
　　　なお，止血帯は，間接圧迫法や直接圧迫法では止血できない手足の動脈切断などの**大出血の場合**に最後の手段として用いるもので，**三角巾**や

手ぬぐい，**ネクタイ**などを利用します（⇒　止血帯を施したときは，長時間の血流遮断による異常を防ぐため巻いた時刻が分かるようにしておく）。

解答　（5）

〈No.15　火傷〉

問題13 ☆重要

火傷の救急処置等に関する次の記述のうち，正しいものはどれか。

（1）　火傷部には，できるだけ早く軟膏や油類を塗り，空気を遮断する。
（2）　火傷の分類では，第Ⅰ度が最も重症で皮膚は白っぽくなったり，ただれてくる。
（3）　水疱ができる程度の火傷は，Ⅱ度に分類される。
（4）　化学薬品がかかった場合には，ただちに中和剤により中和した後，水で洗浄する。
（5）　一般に，火傷の面積が体表面の面積の30％以上になると非常に危険な状態であるといわれる。

◆解説・解答◆

（1）　火傷部には，できるだけ早く**冷水**をかけて火傷が深く進行するのを防ぐ必要があるので，誤りです（冷水をかけるのは，痛みに対しても効果がある）。

なお，浅い火傷の場合は，同じく冷水をかけて冷やした後，抗生剤の入った軟膏をぬって処置をする場合もありますが，油については，塗ると逆効果になるので，誤った処置ということになります。

（2）　皮膚からどのくらいの深さまで火傷が及んでいるかで，次のように1度から3度まで分類されています（注：本試験では，一般的にⅠ度，Ⅱ度，Ⅲ度と表記して出題されていますが，本書の解説では1～3度と表記しています）。

　　1度：皮膚表面の火傷（皮膚が赤くヒリヒリ痛む）
　　2度：1度より深く**水疱**ができる程度（痛みが強い）
　　3度：皮膚の深くまで火傷が及んだ状態（皮膚が白っぽくなり，組織が壊死する）

従って，皮膚が白っぽくなったり，ただれてくるのは，最も重症な第3度であり，第1度は最も軽い症状のことをいうので，誤りです。

（3）　（2）より，水疱ができる程度の火傷は2度に分類されるので，正しい。

なお，この水疱に関しては，「生じた水疱は，破って十分消毒した後，ガーゼをあてる」という出題もよく見られますが，生じた水疱は，**破らずに清潔なガーゼや布で軽く覆う**必要があるので，誤りになります。

（4）　**化学薬品がかかった場合**は，ただちに中和剤で中和するのではなく，化学薬品がかかった着衣を脱がせ，皮膚に残った薬品を布で拭き取り，水で洗い流し，かつ，冷やす必要があるので，誤りです。

　　　なお，**火傷面に衣服が付着している場合**は，化学薬品のようにすぐに取り除くのではなく，衣服の上からとにかくすぐに冷たい水をかけて冷やすことが先決なので，両者の違いを確認しておいてください。

（5）　火傷の面積については，体表面の面積の **20%以上** になると非常に危険な状態であるといわれているので，誤りです。

　　　なお，その他「軽度の火傷では，被災者が水をほしがっても，飲ませてはならない」という出題もたまにありますが，火傷が軽い場合は，水分（ミネラル飲料など）を飲ませた方がよいので，誤りになります。

解答　（3）

〈No.16 骨折〉

問題14 ☆☆重要

骨折に関する次の記述のうち，正しいものはどれか。
(1) 複雑骨折とは，皮下で多数の骨片に破砕された複雑なものをいう。
(2) 骨にひびが入った状態のことを単純骨折という。
(3) 副子を手や足に当てるときは，その先端が手先や足先から出ないようにする。
(4) 不完全骨折とは，皮膚の下で骨が折れているが，皮膚にまで損傷が及んでいない状態のことをいう。
(5) 脊髄損傷が疑われる場合，事故者の搬送は硬い板の上に乗せて脊柱が曲がらないようにする。

◆解説・解答◆

(1) 複雑骨折は，骨が多数の骨片に破砕された状態をいうのではなく，骨折により皮膚が損傷し，そこから**骨折端が外に出ている状態**のこというので，誤りです。
(2) 骨折の分類の仕方には，次のように，皮膚の損傷による分類と骨の折れ方による分類があります。
　① 皮膚の損傷による分類
　　・単純骨折　・複雑骨折
　② 骨の折れ方による分類
　　・完全骨折　・不完全骨折
　骨にひびが入った状態は，②の骨の折れ方による分類の**不完全骨折**のことを差し，単純骨折は，皮膚の下で骨が折れていて，**損傷が皮膚まで及んでいない状態**のことをいうので，誤りです（⇒ 111 の図参照）。
(3) 副子を手や足に当てるときは，骨折した部位の骨の両端にある二つの関節にまたがる長さのものを用い，かつ，その先端が手先や足先から少し出るようにする必要があるので，誤りです。
(4) 問題文の骨折は (2) の①の**単純骨折**のことで，不完全骨折は，骨が折れておらず，骨にひびが入った状態のことをいうので，誤りです。
(5) 脊髄損傷が疑われる場合は，事故者を硬い板の上に乗せて，脊髄が曲がらないようにした状態で搬送する必要があるので，正しい。

解答 (5)

〈No.17 食中毒〉

問題15 ☆☆重要

細菌性食中毒に関する次の記述のうち，誤っているものはどれか。

（1） 感染型食中毒は，食物に付着している細菌そのものの感染によって起こる食中毒で，代表的な細菌として腸炎ビブリオやサルモネラ菌がある。
（2） 毒素型食中毒は，食物に付着した細菌が増殖する際に産生する毒素による中毒で，代表的なものとしてブドウ球菌やボツリヌス菌によるものがある。
（3） サルモネラ菌による食中毒は，主に神経症状を呈し，致死率が高い。
（4） 腸炎ビブリオによる食中毒は，海産の魚介類汚染が原因で起こる食中毒である。
（5） ブドウ球菌による毒素は熱に強い。

◆解説・解答◆

食中毒についてまとめると，次のようになります。

感染型 （⇒ 細菌に感染することによる食中毒）	1. **腸炎ビブリオ**	**病原性好塩菌**で，**海産の魚介類**が原因で，**熱には弱い**。
	2. **サルモネラ菌**	ネズミなどの**糞尿**により汚染された**鶏卵や食肉**が原因で，**熱には弱い**。
毒素型 （⇒ 細菌が作り出した毒素による食中毒）	1. **ブドウ球菌**	食物内で繁殖して産生する毒素（**エントロトキシン**）が原因で，**熱に強い**が致死率は**低い**。
	2. **ボツリヌス菌**	**嫌気性菌**で，**熱に弱い**が，**神経毒**で致死率は**高い**。

（その他：フグの毒の**テトロドトキシン**によるフグ中毒などがある。）

（1） 感染型食中毒の原因は細菌そのものの感染によって起こる食中毒で，代表的な細菌として**腸炎ビブリオ**や**サルモネラ菌**による中毒があるので，正しい。
（2） 毒素型食中毒は細菌そのものではなく，細菌が増殖する際に作り出した毒素による中毒で，代表的なものに**ブドウ球菌**や**ボツリヌス菌**があるので，正しい。
　　なお，**ボツリヌス菌**による毒素は，視力障害や言語障害，呼吸麻痺などを引き起こす**神経毒**であり，要注意事項です。

(3)　神経症状を呈し，致死率が高いのは，毒素型の**ボツリヌス菌**であり，サルモネラ菌による食中毒は，**ネズミ**などの**糞便により汚染された食肉，鶏卵等が原因**となる食中毒なので，誤りです。

(4)　腸炎ビブリオは**病原性好塩菌**（海水性の細菌）といい，その食中毒は，**海産の魚介類汚染**が原因なので，正しい（病原性好塩菌の「好塩」から，まずは海水を思い出し，その海水から「海産の魚介」を思い出し，「海産の魚介」から腸をイメージして，「腸炎ビブリオ」と思い出します）。

(5)　食中毒を起こす主な細菌には，腸炎ビブリオやサルモネラ菌（以上感染型），ブドウ球菌，ボツリヌス菌（以上毒素型）などがありますが，そのうち，**熱に強いのはブドウ球菌だけ**なので，正しい。

　なお，ブドウ球菌による食中毒は，食物内で繁殖して産生する**エントロトキシン**という毒素が原因で起こる食中毒で，熱に強く，多く発生するわりには，回復が早く致死率も低い食中毒です。

解答　（3）

第3編

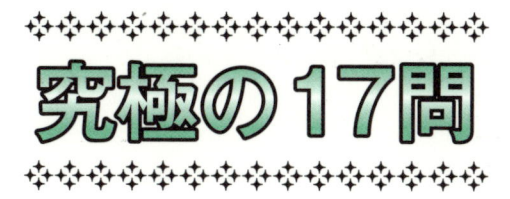

労働生理

究極の17問

〈No.18 運動器系〉

問題 1 ☆☆重要☆

筋肉に関する次の記述のうち，誤っているものはどれか。
(1) 　筋肉は，収縮しようとする瞬間に一番大きい作業能力を現わす。
(2) 　筋肉の縮む速さが適当なときに，仕事の効率は最も大きい。
(3) 　人が直立しているとき，姿勢保持の筋肉は，伸張性収縮を常に起こしている。
(4) 　筋肉には，横紋筋と平滑筋があるが，心筋は横紋筋である。
(5) 　筋肉は，神経から送られてくる刺激によって収縮するが，神経に比べて疲労しやすい。

◆解説・解答◆

(1) 　筋肉は，収縮しようとする瞬間に一番強い力を発揮するので，正しい。
(2) 　筋肉の縮む速さは，それが**適当なとき**に，**仕事の効率**は最も大きくなるので，正しい。
　　なお，仕事の効率ではなく，**仕事量**については，適当な速さではなく，**適当な負荷のとき**に最も大きくなります（⇒負荷が大きすぎても小さすぎても仕事量は小さくなる）。
(3) 　筋肉の収縮の仕方には，筋肉の長さを変えることなく筋力が発生する**等尺性収縮**（**直立姿勢の保持**など）と，筋肉にかかる張力は同じでも，筋肉の長さが変わる**等張性収縮**（足の屈伸運動など）があります。
　　従って，人が直立しているときの姿勢保持の筋肉は，**等尺性収縮**を常に起こしているので，誤りです。

> 〈 筋肉の収縮 〉
> 1. **等尺性収縮**：筋肉の長さを変えることなく筋力が発生している状態
> 　　　　　　　　　　　　　　　　　　　　（直立姿勢の保持など）
> 2. **等張性収縮**：筋肉にかかる張力は同じでも，筋肉の長さが変わる収縮
> 　　　　　　　　　　　　　　　　　　　　（足の屈伸運動など）

　　なお，伸張性収縮というのは，等張性収縮のうち筋肉が引き伸ばされながら力をだす際の収縮のことをいいます（等張性収縮には他に，筋肉が短縮をしながら力をだす際の収縮である短縮性収縮もあります）。
(4) 　筋肉には，自分の意思によって動かせる**骨格筋**と，自分の意思によっては動かせない**内臓筋**（内臓や血管を動かすための筋肉）があり，その

うち骨格筋は**横紋筋**と呼ばれ，内臓筋は**平滑筋**と呼ばれています。

筋肉 ─┬─ 骨格筋（随意筋） ─ 横紋筋
　　　└─ 内臓筋（不随意筋）─ 平滑筋

また，心筋は内臓ではありますが，その筋肉は平滑筋ではなく**横紋筋**となるので，正しい。

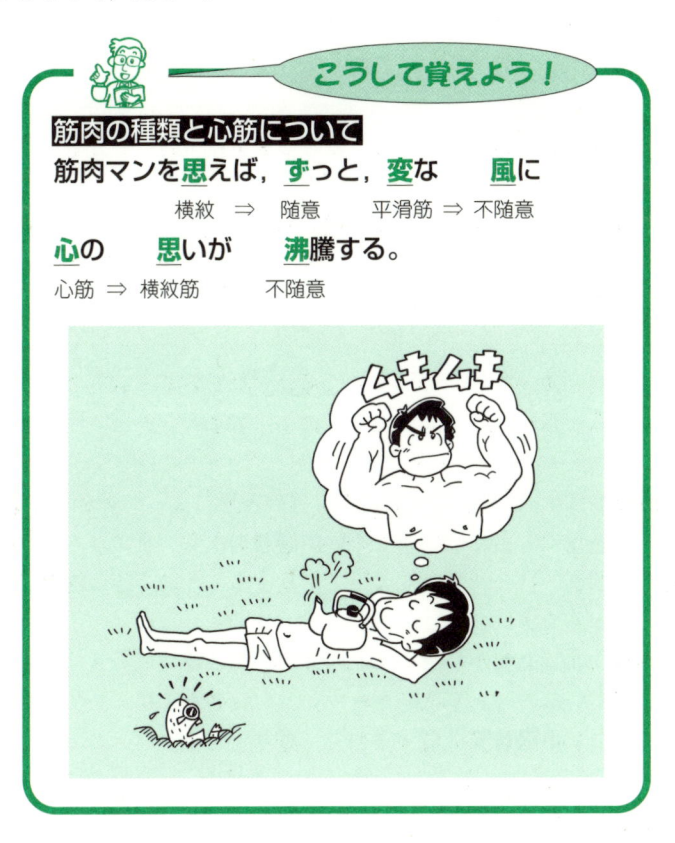

こうして覚えよう！

筋肉の種類と心筋について

筋肉マンを**思**えば，**ず**っと，**変**な　**風**に
　　　　　横紋 ⇒ 随意　　平滑筋 ⇒ 不随意

心の　**思**いが　**沸騰**する。
　心筋 ⇒ 横紋筋　　不随意

（5）　正しい。筋肉の場合，神経から送られてくる刺激によって収縮しますが，酸素の供給が間に合わないと，グリコーゲンが完全に分解されずに乳酸が残って，それが疲労感となって表れます。

解答（3）

問題2 ☆重要☆

筋肉に関する次の記述のうち，正しいものはどれか。
（1）　筋肉が引き上げることのできる物の重さは，筋肉の長さに比例する。
（2）　骨格筋は，意志によって活動することのできる不随意筋に属する。

（3）　平滑筋は，主に内臓に存在するため内臓筋とも呼ばれ，意志によって動かすことのできる随意筋に属する。
（4）　筋収縮の直接のエネルギーは，筋肉中のATP（アデノシン三りん酸）が分解することによってまかなわれる。
（5）　筋肉中のグリコーゲンは，酸素が十分に供給されると完全に分解され，最後に乳酸になる。

◆解説・解答◆

（1）　筋肉が引き上げることのできる物の**重さ**は，筋肉の**太さ**（筋線維の数と太さ）に比例するので，誤りです。
　　つまり，筋肉が**太い**ほどより**重い**ものを引き上げることができるわけですが，この筋肉の「太さ」と「長さ」の違いは，ポイントとしてよく出題されているので，要注意です。

> ・筋肉が**太い**ほど　⇒　より「重い」物を引き上げることができる
> ・筋肉が**長い**ほど　⇒　より「高く」物を引き上げることができる

（2）　前問の（4）より，筋肉には，自分の意思によって動かせる<u>骨格筋</u>と，自分の意思によっては動かせない<u>内臓筋</u>があり，そのうち骨格筋は<u>横紋筋</u>と呼ばれ，自分の意志によって活動することのできる<u>随意筋</u>に属するので，誤りです。

（3）　内臓や血管を動かすための筋肉が内臓筋と呼ばれるもので，平滑な形状をしているので，半滑筋ともいい，自分の意志によっては動かすことのできない**不随意筋**に属するので，誤りです。

（4）　正しい。なお，このATPは筋肉中にわずかしかないので，次の方法で再合成して補給します。
　　①　筋肉中にあるクレアチンりん酸が分解したときのエネルギーを利用してATPを再合成する（⇒　数秒間しか持たない）。
　　②　筋肉や肝臓内にある**グリコーゲン**を分解してATPを再合成する。

（5）　筋肉中のグリコーゲンは，酸素が十分与えられると**水**と**二酸化炭素**に完全に分解されますが，乳酸は，その酸素の供給が**不十分な場合**に生じるので，誤りです。

解答　（4）

〈No.19 心臓の働きと血液の循環〉

問題3 ☆重要

心臓の働きと血液の循環に関する次の記述のうち, 誤っているものはどれか。

(1) 心筋は不随意筋であるが, 横紋筋である。
(2) 体循環とは, 左心室から大動脈に入り, 静脈血となって右心房に戻ってくる血液の循環をいう。
(3) 肺循環とは, 右心室から肺動脈を経て肺の毛細血管に入り, 肺静脈を通って左心房に戻る血液の循環をいう。
(4) 肺を除く各組織の毛細血管を通過する血液の流れは, 体循環の一部である。
(5) 大動脈及び肺動脈を流れる血液は, 酸素に富む動脈血である。

◆解説・解答◆

(1) 心筋は, 他の内臓と同じく**不随意筋**ですが, 他の内臓と異なるのは, 平滑筋ではなく**横紋筋**となっているので, 正しい。
(2) まず, 下の図を見てください。
　　この図より, 体循環の流れを見ていくと (■の部分),
　　左心室 ⇒ 大動脈 ⇒ 全身の組織（毛細血管）⇒ 大静脈 ⇒ 右心房となるので,「左心室から大動脈に入り, 静脈血となって右心房に戻る」というのは, 正しい。

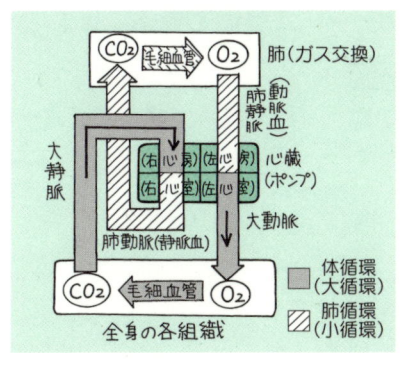

こうして覚えよう！

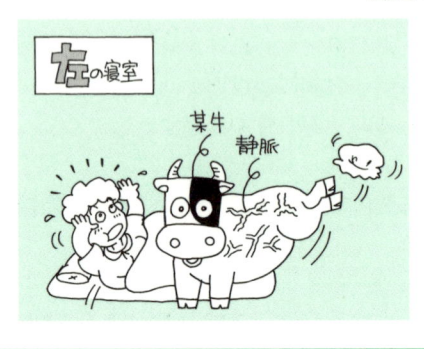

① 体循環の流れ

<u>**左の寝室**</u>で<u>**動く**</u>　　<u>**全身**</u>が　　<u>**静脈**</u>だらけの<u>**某牛**</u>

左心室 → 大動脈 → 全身の組織 → 大静脈 → 右心房

（某と牛を入れ替える）

（3）　同じく，（2）の図より，肺循環の流れは（▨の部分），

右心室 ⇒ 肺動脈 ⇒ 肺 ⇒ 肺静脈 ⇒ 左心房　となるので，正しい。

（4）　「肺を除く各組織の毛細血管」とは，（2）の図において，一番下の「毛細血管」の部分を差しており，体循環の一部に該当するので，正しい。

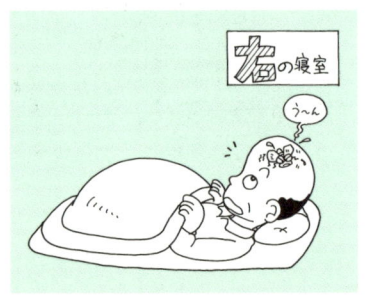

こうして覚えよう！

② 肺循環の流れ

<u>**右の寝室**</u>で<u>**動かぬ**</u>　　<u>**ハエ**</u>は　　<u>**静**</u>かに／<u>**さー辛抱**</u>していた

右心室 → 肺動脈 → 肺 → 肺静脈 → 左心房

（5）　これはよく出題されるポイントで，原則として，動脈を流れる血液は動脈血で，静脈を流れる血液は静脈血ですが，次のような例外があります。

　　まず，動脈血は**酸素**と**栄養**の豊富な血液を，静脈血は**二酸化炭素**と**老廃物**の多い血液を差します。

　　（2）の図を見てもわかると思いますが，肺動脈には，全身から戻ってきた二酸化炭素と老廃物の多い血液が右心房から右心室を経て肺動脈へと流れているので，**肺動脈には静脈血が流れている**ことになり，また，酸素を受け取った血液が肺から左心房へと流れているので，**肺静脈には動脈血が流れている**，ということになります。

　　つまり，肺動脈と肺静脈の血液は逆になっているわけです。

> 重要　肺動脈　⇒　静脈血
> 　　　肺静脈　⇒　動脈血

　　従って，大動脈を流れる血液は動脈血というのは正しいですが，**肺動脈を流れる血液は静脈血**なので，誤りです。

解答　（5）

第三編　労働生理

No.19　心臓の働きと血液の循環　｜　63

〈No.20 血液〉

問題4 ☆☆重要

血液に関する次の記述のうち，誤っているものはどれか。

（1） 血液は，血漿と有形成分から成り，有形成分は赤血球，白血球及び血小板から成っている。
（2） 血漿中の蛋白質のうち，アルブミンは血液浸透圧の維持に関与し，グロブリンは免疫物質の抗体を含む。
（3） 血液の容積に対する血小板の相対的容積をヘマトクリットといい，貧血の程度を判定するのに用いられる。
（4） 血小板の機能は止血作用であり，血液が血管外に出るとすぐに破れて血液凝固作用を促進する。
（5） 血液の凝固は，血漿中のフィブリノーゲン（線維素原）が不溶性のフィブリン（線維素）に変化する現象である。

◆解説・解答◆

（1） 血液の成分を表にすると，次のようになります。

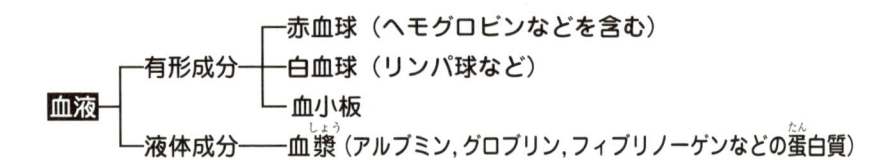

```
        ┌─有形成分─┬─赤血球（ヘモグロビンなどを含む）
血液────┤          ├─白血球（リンパ球など）
        │          └─血小板
        └─液体成分──血漿（アルブミン，グロブリン，フィブリノーゲンなどの蛋白質）
```

従って，血液は，**血漿**と**有形成分**から成り，有形成分は**赤血球，白血球**及び**血小板**から成っているので，正しい（⇒次ページの図参照）。
（2） 血漿中の蛋白質のうち，アルブミンは**血液浸透圧の維持**に関与し，グロブリンは**免疫物質の抗体を含む**ので，正しい。
（3） ヘマトクリットというのは，血液の容積に対する赤血球の相対的容積（％）をいうので，誤りです。
　　なお，ヘマトクリットの値は，**女性より男性の方が多い**のが一般的です。
（4） 血小板には多数の血液凝固因子が含まれており，血液が血管外に出ると，その出血部位に集まって凝集し，血栓をつくって血管の損傷部分をふさぎ，血液凝固作用を促進するので，正しい。
（5） 血液の凝固（凝集反応）は，血漿中に溶けている**フィブリノーゲン**が

不溶性の**フィブリン**に変化することによって凝固をする現象なので，正しい（フィブリノーゲンとフィブリンを逆にした出題が多いので，要注意！）。

解答　（3）

問題5　☆重要

血液に関する次の記述のうち，誤っているものはどれか。
(1)　白血球のうちリンパ球は，免疫反応に関与している。
(2)　赤血球は，核のない円板状の細胞で，血液1 mm^{3}中に450万〜500万個程度含まれる。
(3)　赤血球の寿命は約120日であり，白血球に比べて極めて長い。
(4)　赤血球は，その中に含まれているヘモグロビンによって酸素を肺から各組織へ運搬する。
(5)　ある人の血漿中のフィブリン（線維素）は別の人の血清中のフィブリノーゲン（線維素原）との間で生じる反応を血液の凝集という。

◆解説・解答◆

(1)　免疫反応とは，外部から体内に侵入した病原体などの異物を排除するため，抗体をつくり発病をおさえる現象のことで，この抗体をつくる作用に白血球が関与しているので，正しい。
　　なお，白血球中の**好中球**は，体内に侵入してきた細菌や異物を貪食する働きがある，ということも要注意事項です。
(2)　赤血球は，図のように，核のない円板状の細胞で，血液1 mm^{3}中に450万〜500万個程度含まれているので，正しい。

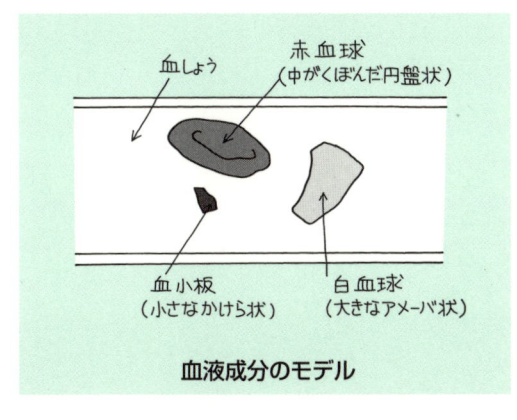

血液成分のモデル

（3）　赤血球の寿命は約 **120 日**であり，白血球の約 **3〜4 日**という寿命に比べて極めて長いので，正しい。
（4）　酸素は，赤血球中の**ヘモグロビン**によって肺から各組織へ運搬されるので，正しい。
（5）　血液の凝集とは，抗体の作用により，<u>細菌</u>や<u>赤血球</u>などが結合して塊になる現象のことをいうので誤りです。
　　なお，**フィブリン**（線維素）は，血液が凝集する際にタンパク線維である**フィブリノーゲン**が，<u>繊維状に固まったもの</u>のことをいいます（⇒ 前問の(5)の「フィブリンは不溶性」を再チェック！）。

　　　　　　　　　　　　　　　　　　　　　　　　　　　　解答（5）

〈No.21 呼吸器系〉

問題6 ☆重要☆

呼吸に関する次の記述のうち，誤っているものはどれか。
（1） 呼吸運動は，主として呼吸筋と横隔膜の協調運動によって行われる。
（2） 吸気とは，胸腔が広がり内圧が低くなるにつれ，鼻腔や気道を経て肺内へ流れ込む空気のことである。
（3） 呼吸に関与する筋肉は，小脳にある呼吸中枢によって支配されている。
（4） 肉体労働で呼吸が激しくなるのは，血液中の二酸化炭素が増加して呼吸中枢が刺激されるためである。
（5） 肺で行われる呼吸においては，肺胞の中の空気と肺胞をとりまいている毛細血管中の血液との間で，酸素と二酸化炭素の交換が行われる。

◆解説・解答◆

（1） 肺そのものには筋肉がないので，呼吸運動は**呼吸筋（肋間筋）と横隔膜**などによる**協調運動**によって，胸郭内容積を周期的に増減し肺を伸縮させることによって行われるので，正しい。
（2） 吸気は，胸腔が広がり内圧が低くなるにつれ，鼻腔や気道を経て肺内へ流れ込む空気のことをいうので，正しい。
（3） 運動が激しくなり血液中に放出する二酸化炭素の量が増えると，その<u>二酸化炭素の増加（と酸素の減少）</u>を小脳ではなく，<u>延髄</u>にある呼吸中枢がキャッチして呼吸数を増やし（＝呼吸が激しくなり），その呼吸に必要な酸素を多く取り入れる，というしくみになっているので，誤りです。
　なお，以上の説明を逆にいうと，<u>呼吸中枢がその興奮性を維持するためには，常に一定量以上の二酸化炭素（炭酸ガス）が血液中に含まれていることが必要である</u>，ということにもなります（⇒出題例がある）。
（4） （3）より，正しい。なお，<u>肺活量が多い人は，肺でのガス交換面積が広く，一般に激しい肉体労働をするのに有利になります。</u>
（5） まず，次ページの図を見てください。

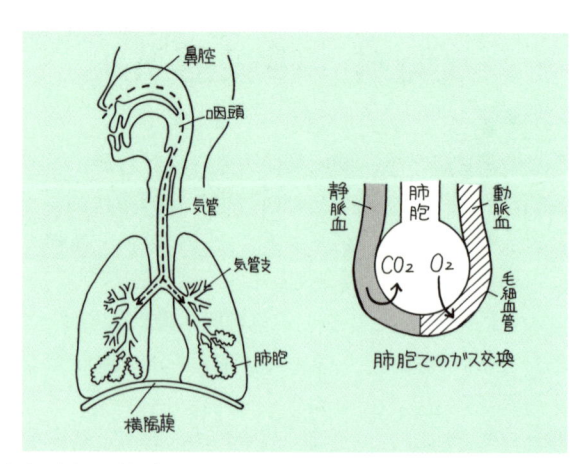

図中ラベル: 鼻腔、咽頭、気管、気管支、肺胞、横隔膜、静脈血、肺胞、動脈血、毛細血管、肺胞でのガス交換、CO_2、O_2

　肺胞と毛細血管（肺動脈と肺静脈を繋ぐ血管）は薄い膜で接しており、肺胞内の空気は毛細血管に入り込み、毛細血管内の二酸化炭素は肺胞へと入ることによって、酸素と二酸化炭素の交換が行われるので、正しい（⇒**酸素**は、赤血球の中に含まれているヘモグロビンと結合して運ばれます）。

　なお、この肺で行われる呼吸を**外呼吸**といい、組織細胞とそれをとりまく毛細血管中の血液との間で行われる呼吸を**内呼吸**といいます（体全体の各組織へ酸素を供給して二酸化炭素を受け取るガス交換のことで、組織呼吸ともいいます）。

解答　（3）

〈No.22 神経系〉

問題7 ☆重要

神経系に関する次の記述のうち，誤っているものはどれか。
（1）　神経細胞とその突起を合わせたものは，神経系を構成する基本的な単位で，ニューロンといわれる。
（2）　神経細胞が多数集合した部分は灰白質といわれ，神経線維が多い部分は白質といわれる。
（3）　大脳の内側の髄質は灰白質であり，感覚，運動，思考等の作用を支配する中枢としての働きを行う。
（4）　自律神経系は，内臓，血管，腺などの不随意筋に分布している。
（5）　末梢神経には，体性神経と自律神経の二種類がある。

◆解説・解答◆

（1）　神経細胞は，情報を伝達する役目を担っていますが，バケツリレーのように，その情報を次の神経細胞へと伝達する必要があります。
　　　その伝達する役目をしているのが図のような突起（軸索と**樹状突起**という）であり，この神経細胞と突起が神経系を構成する基本的な単位で，ニューロンといわれているので，正しい。

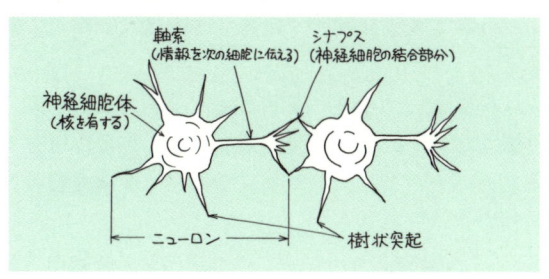

図：軸索（情報を次の細胞に伝える），シナプス（神経細胞の結合部分），神経細胞体（核を有する），ニューロン，樹状突起

（2）　正しい。神経細胞が多数集合した部分（**神経核**という）は灰色に見えるので**灰白質**といわれ，神経線維が多い部分は白く見えるので**白質**といわれます。
（3）　この大脳の外側と内側については，よく出題されるので，はっきりと区別して覚えておく必要があります（次の図参照）。

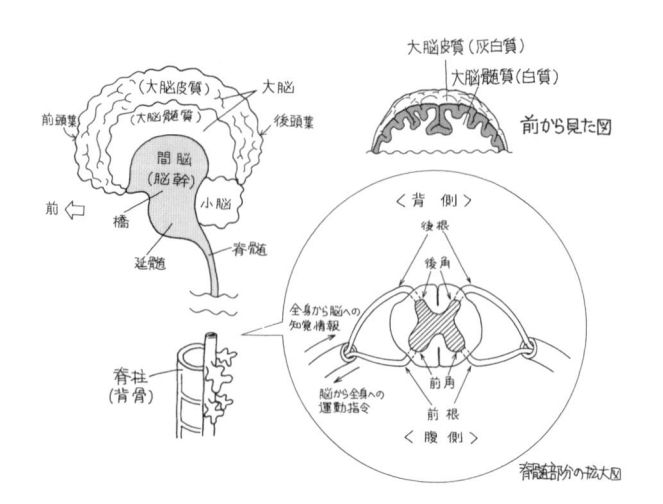

まず，外側は饅頭と同じように皮から成り立っているとイメージして，**皮質**と覚え，内部にある組織を一般に「髄」というので（"骨の髄"の如く），内側は**髄質**である，とまずは覚えます。

次は色についてですが，たとえば，服にしろ，あるいは車にしろ，一般的に外側は内側に比べて汚れやすく色が付きやすいので，外側は灰色，内側は白色とイメージして，外側は<u>灰白質</u>，内側は<u>白質</u>と覚えます。

つまり，外側は**大脳皮質**で<u>灰白質</u>，内側は**大脳髄質**で<u>白質</u>である，となるわけです。

従って，本肢は，「大脳の内側の髄質」までは正しいですが，灰白質ではなく**白質**であり，また，「感覚，運動，思考等の作用を支配する中枢としての働きを行う」のは，その髄質ではなく**大脳皮質**の方なので，この点でも誤りです。

要するに，「大脳の内側の髄質」の下線部を「**外側の大脳皮質**」に変えれば正しい内容になるというわけです。

（4）　まず，筋肉には自分の意思によって動かせる**随意筋**と，自分の意思によっては動かせない**不随意筋**がある，というのを思い出してください。

そのうち，**不随意筋**は内臓，血管，腺（せん）などに分布しており，自律神経のコントロール下にあるので，正しい。

（5）下の分類表より，末梢神経には，体性神経と自律神経の二種類があるので，正しい。

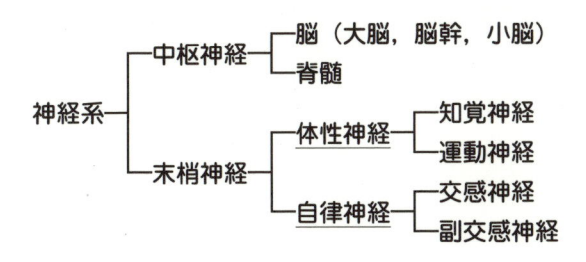

```
                ┌─ 中枢神経 ─┬─ 脳（大脳，脳幹，小脳）
                │           └─ 脊髄
神経系 ─────────┤
                │           ┌─ 体性神経 ─┬─ 知覚神経
                └─ 末梢神経 ┤            └─ 運動神経
                            └─ 自律神経 ─┬─ 交感神経
                                         └─ 副交感神経
```

なお，中枢神経系の方は，脳と脊髄からなり，また，脳は大脳，脳幹（間脳，中脳，橋，延髄）及び小脳からなります。

解答　（3）

問題8　☆重要

神経系に関する次の記述のうち，正しいものはどれか。

（1）小脳には自律神経系の中枢があり，交感神経と副交感神経の働きを調節する。

（2）大脳皮質の聴覚性言語中枢に障害を受けた人は，声は出せても，まとまった言葉として話せなくなる。

（3）小脳を侵されると，体温調節機能に変調を起こす。

（4）脊髄では，運動神経は後角から後根を通じて送り出され，知覚神経は，前根を通じて前角に入る。

（5）神経は，筋肉に比べて疲労しにくいが，酸素の供給が乏しいと速やかに疲労する。

◆解説・解答◆

（1）自律神経系の中枢は**脳幹**と**脊髄**にあるので，誤りです。
なお，小脳には，**運動や平衡感覚**をつかさどる中枢があります。

（2）大脳皮質の言語中枢には，次の3つがあります。

① **運動性**言語中枢
言葉を話す機能を支配している部分で，この部分に障害を受けると，**声は出せても，まとまった言葉として話せなくなります。**

② **聴覚性**言語中枢
言葉を理解する機能を支配している部分で，この部分に障害を受けると，**言葉は聞こえてもその意味を理解することができなくなります。**

③ **視覚性**言語中枢

　　文字を理解する機能を支配している部分で，この部分に障害を受けると，**文字が見えても意味が理解できなくなります**。

　　従って，②より，大脳皮質の**聴覚性言語中枢**に障害を受けた人は，**言葉は聞こえてもその意味を理解することができなくなる**ので，誤りです。

（3）　体温調節中枢は**間脳の視床下部**にあるので，誤りです（前問の(3)の図参照）。

（4）　前と後が逆になっています。

　　まず，前問の解説(3)脊髄部分の拡大図（円内の図）を見て下さい。この図より，「脊髄では，運動神経は**前**角から**前**根を通じて送り出され，知覚神経は，**後**根を通じて**後**角に入る」となるので，誤りです。

（5）　神経は，筋肉に比べて疲労しにくいですが，酸素の供給が乏しいと速やかに疲労するので，正しい。

〔解答　（5）〕

〈No.23 肝臓〉

問題9 ☆☆重要

肝臓の機能として，誤っているものは次のうちどれか。
(1) 門脈血に含まれるブドウ糖をグリコーゲンに変えて蓄え，血液中のブドウ糖が不足すると，グリコーゲンをブドウ糖に分解して血液中に送り出す。
(2) 肝疾患では，一般に血清中のGOT，GPTの値は上昇する。
(3) 脂肪を分解する酵素であるペプシンを分泌し，食物中の脂肪を乳化させ，脂肪分解の働きを助ける。
(4) 余分なアミノ酸を分解して尿素にする。
(5) アルカリ性の消化液である胆汁を分泌し，脂肪を乳化して分解させる手助けをする。

◆解説・解答◆

(1) 正しい。なお，グリコーゲンは，門脈血（門脈⇒小腸から肝臓へ栄養素を運ぶ静脈のこと）に含まれるブドウ糖のほか，アミノ酸や脂肪からもつくられます。
(2) GOT，GPT（血清トランスアミナーゼ）はいずれも肝臓に存在する**酵素**で，肝臓に疾患があると，肝細胞の壊された部分から血液中に流れ出し，血液中のGOT・GPTの値は**高く**なるので，正しい。
(3) ペプシンは脂肪を分解する酵素ではなく，胃液の中に存在する**蛋白質**を分解する酵素なので，誤りです。
(4) 正しい。肝臓に入ってきたアミノ酸（タンパク質を構成している物質）のうち，余分なもの，つまり不要な分を分解して**尿素**（尿中に含まれる成分で，殺菌作用があり，肥料や保湿クリームなどの用途がある）にし，腎臓から排泄します。
(5) 正しい。
　なお，胆汁については，本肢は正しい内容ですが，本試験では，「肝臓は**酸性**の消化液である胆汁を分泌し，**蛋白質を分解**する」として頻繁に出題されており，当然，誤りなので，注意してください（⇒(3)より，蛋白質を分解するのは**ペプシン**です）。

なお，肝臓の機能としては，(1)，(4)，(5)のほか，次のような機能もあります。
1．**血液凝固物質**（フィブリノーゲンなど）や**血液凝固阻止物質**（ヘパリン）の生成
2．**アルブミン**（タンパク質の一種で，血液の浸透圧を調節する働きがある）の生成
3．不要な**アミノ酸**（タンパク質を構成している物質）を分解して**尿素**にする。
4．**解毒作用**（有害な物質を無害な物質にかえる）
5．**コレステロール**を合成する。

解答（3）

〈No.24　腎臓〉

問題10

腎臓又は尿に関する次の記述のうち，誤っているものはどれか。

(1)　尿の比重は，水分摂取量が多いと小さくなる。
(2)　尿素窒素は，腎臓から排泄される老廃物の一種で，腎臓の働きが低下すると尿中へ排泄されず，血液中の値が高くなる。
(3)　尿糖が陽性の場合は，体質的に腎臓から糖が漏れる腎性糖尿と糖尿病との鑑別が必要である。
(4)　慢性腎炎やネフローゼではその病態が重いほど尿中蛋白量が低下する。
(5)　血糖値が正常であっても，体質的に腎臓から糖が尿中に排泄されて，尿糖が陽性となる場合を腎性糖尿という。

◆解説・解答◆

(1)　正しい。尿の比重は，水より若干重い程度（比重：1.01～1.025）ですが，水分摂取量が多いと尿全体に占める水分の量が増え，より水の比重（1.0）に近くなるので小さくなります。
　　なお，尿は**弱酸性**である，というのも重要ポイントです。
(2)　正しい。尿素窒素は，血液中の尿素に含まれる窒素成分のことで，たんぱく質が分解されるときにできる老廃物であり，大部分は尿中に排泄されます。
　　しかし，腎臓の働きが低下すると，うまくろ過・排泄できないため，血液中の値が**高く**なるわけです（⇒腎臓の機能検査としては，血液中の**尿素窒素**（BUN）を検査する方法がある）。
(3)　正しい。腎性糖尿は，腎臓の故障が原因で糖が尿中に排泄されますが，糖尿病性腎症の方は，もともと糖尿病の症状があって，その合併症として腎臓機能が悪くなる症状のことをいうので，両者の鑑別が必要になります。
　　従って，尿糖が陽性（尿中蛋白量が増加）であっても，**糖尿病性腎症**のほかに，**腎性糖尿**による場合もある，というわけです。
(4)　慢性腎炎やネフローゼなどの病態が重いほど尿中蛋白量は**増加**するので（⇒尿蛋白が陽性になる），誤りです（慢性腎炎やネフローゼなどのほか，膀胱または尿道などに障害があっても尿中蛋白量は増加します）。
(5)　正しい（(3)の解説参照）。

解答　（4）

〈No.25 代謝〉

問題11 ☆☆重要

代謝に関する次の記述のうち，誤っているものはいくつあるか。

A 栄養素は体内に吸収され，さまざまな過程を経て排泄(せつ)されるが，この過程を代謝という。

B エネルギー代謝率とは，体内で，一定時間中に消費された酸素と排出された二酸化炭素との容積比である。

C 基礎代謝とは，心拍，呼吸，体温保持など生命維持に不可欠な最小限の活動に必要な代謝をいう。

D エネルギー代謝率は，動的筋作業の強度をうまく表す指標として有用である。

E 基礎代謝量は，同性，同年齢であれば，体表面積にほぼ正比例する。

（1） 1つ （2） 2つ （3） 3つ （4） 4つ （5） 5つ

◆解説・解答◆

A 栄養素は体内に吸収され新しい細胞を作ったり（これを**同化作用**という），また，取り入れられた栄養素を燃焼させて筋肉活動などのエネルギーを生じさせる（これを**異化作用**という）などして，新旧物質を入れ替えて排泄(せつ)されますが，この一連の過程を**代謝**というので，正しい。

B 「体内で，一定時間中に消費された酸素と排出された二酸化炭素との容積比」とは，**呼吸商**のことをいうので，誤りです。

エネルギー代謝率とは，「作業に要したエネルギー量が基礎代謝量の何倍に当たるかを示す数値のことをいい，式で表すと次のようになります。

$$\text{エネルギー代謝率} = \frac{\text{作業に要したエネルギー量}}{\text{基礎代謝量}}$$

$$= \frac{\text{作業中のエネルギー消費量} - \text{安静時の消費エネルギー量}}{\text{基礎代謝量}}$$

C 正しい。基礎代謝量については，混同してしまうことがよくあるので，ここで説明しておきます。

基礎代謝とは，心拍，呼吸，体温保持など生命維持に不可欠な**最小限の活動に必要な代謝**のことをいい，**絶対安静にしているときのエネルギー消費量**（絶対安静時のエネルギー）がこれに相当します。

これに対して，絶対安静時ではなく，単に**安静時のエネルギー**という場合，

たとえば，ただじっと座っているだけの場合のエネルギーがこれに該当しますが，この場合のエネルギーは，基礎代謝量の**1.2倍**になります。

この**安静時のエネルギー**と**絶対安静時のエネルギー**の違いは，確実に把握しておいてください。

本試験では，「特別に作業をしなくても，ただじっと座っているだけで代謝量は基礎代謝の1.2倍になる」という形でも出題されていますが，この場合は**安静時のエネルギー**となるので，当然，○です。

しかし，「作業を行わず，ただじっと座っているだけの場合のエネルギー代謝<u>率</u>は，1.2である」という出題もよくありますが，この場合は，代謝**量**ではなく，代謝**率**になっています。

これは，×になります（代謝**量**の場合は，上記より1.2倍になる）。

というのは，代謝<u>率</u>はBの式で求める必要があり，じっと座っているだけに要するエネルギーは**安静時消費エネルギー**であり，分子の「作業中のエネルギー消費量」＝「安静時の消費エネルギー量」ということになり，結局，分子は，「安静時の消費エネルギー量」－「安静時の消費エネルギー量」となるので，0になります。

よって，エネルギー代謝率も0になるので×になる，というわけです。

〈類題〉…○×で答える。

　基礎代謝量は，睡眠中の測定値で表される。

〈解説・解答〉

　基礎代謝量は，睡眠中の測定値ではなく，上記にあるように，**絶対安静時**，すなわち，**「覚醒，横臥，安静時」**における測定値のことをいうので，誤りになります。

　　　　　　　　　　　　　　　　　　　　　　　解答　×

D　エネルギー代謝率は，動的筋作業の強度をうまく表す指標として有用であり，エネルギーをあまり消費しない**精神的作業**や**静的筋作業**の強度を評価するためには用いられないので，正しい。

　なお，エネルギー代謝率で表した作業強度は，**性，年齢，体格**にほとんど影響されないようにして求められます。

E　基礎代謝量は，たとえば，同じ20歳の男性同士が絶対安静の状態にしていても，体表面積の大きさにほぼ比例する，つまり，体格が大きい者の方がエネルギー消費量は大きくなるので，「同性，同年齢であれば，体表面積にほぼ正比例する」ということになり，正しい。

> **〈 基礎代謝量とエネルギー代謝率 〉**
> 基礎代謝量　　　：**同性，同年齢**の場合，体表面積にほぼ**比例**する。
> エネルギー代謝率：**性，年齢，体格**にほとんど影響されないようにして求められる。

従って，誤っているのは，Bの1つのみとなります。

解答（1）

〈No.26 体温調節〉

問題12 ☆☆重要☆☆

体温調節に関する次の記述のうち，正しいものはどれか。

（1） 高温にさらされ，体温が正常以上に上昇すると，内臓の血流量が増加し体内の代謝活動が亢進することにより，人体からの放熱が促進される。
（2） 寒冷にさらされ体温が正常以下になると，皮膚の血管が拡張して血流量を増し，皮膚温を上昇させる。
（3） 体温調節中枢は，間脳の視床下部にある。
（4） 発汗していない状態でも皮膚及び呼吸器から若干の水分の蒸発がみられるが，これに伴う放熱は全放熱量の10％以下である。
（5） 体温調節のように，外部環境が変化しても身体内部の状態を一定に保つ生体の仕組みを同調性といい，筋肉と神経系により調整されている。

◆解説・解答◆

（1） 体温が上昇すると，内臓の血流量を増加させるのではなく，**皮膚の血管を拡張して血流量を増し，皮膚温を上昇させる**ことによって熱を放散させます。
　　　また，体内における産熱を減らすため，代謝活動は**抑制**させる必要があるので，この点でも誤りです。
（2） （1）とは逆に，体温が低下した場合は，血管を拡張ではなく**収縮**させて皮膚からの放熱を**減らす**とともに，代謝活動を**亢進**して熱の発生量を**増やし**て体温調節を行うので，誤りです。
（3） 体温調節中枢は，**間脳の視床下部**にあるので，正しい。
（4） 発汗していない状態でも皮膚及び呼吸器から1日約**850g**の水分が蒸発していますが，これを**不感蒸泄**といい，全体の放熱量の約**25％**を占めているので，「10％以下」というのは，誤りです。
（5） 体温調節のように，外部環境が変化しても身体内部の状態を一定に保つ生体の仕組みは同調性ではなく，**生体恒常性（ホメオスタシス）**というので，誤りです。
　　　なお，生体恒常性は「**内分泌系と神経系**」により調整されています（⇒**筋肉系は関係がない！**）。

解答 （3）

〈No.27 感覚器系〉

問題13 ☆☆重要☆

感覚又は感覚器に関する次の記述のうち，誤っているものはどれか。

（1） 眼球の長軸が短過ぎるために，平行光線が網膜の後方で像を結ぶものを遠視眼という。
（2） 嗅覚と味覚は化学感覚ともいわれ，物質の化学的性質を認知する感覚である。
（3） 温度感覚は，一般に温覚の方が冷覚よりも鋭敏である。
（4） 深部感覚は，筋肉や腱等身体深部にある受容器から得られる身体各部の位置や運動等の感覚である。
（5） 嗅覚は，わずかな匂いでも感ずるが同一臭気に対しては疲労しやすい。

◆解説・解答◆

（1） 下図の(c)より，眼球の長軸が短過ぎるために，平行光線がカメラのフィルムにあたる網膜の後方で像を結んでしまうので，遠視眼となります。よって，正しい。

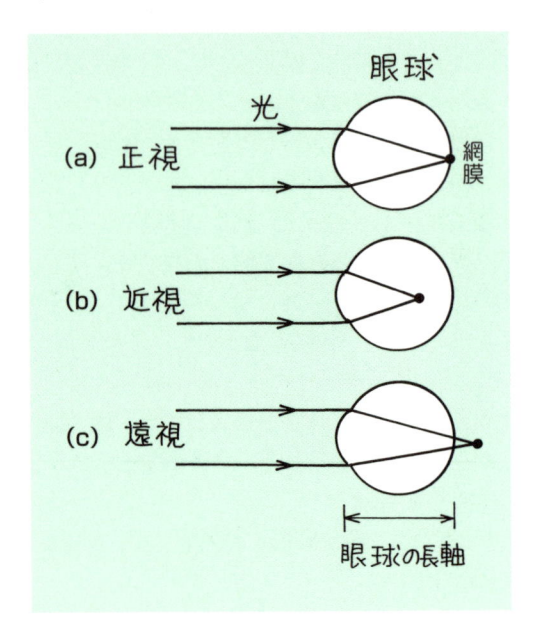

（2）　嗅覚は気体に含まれる化学物質をキャッチしたときに生ずる感覚であり，味覚は液体に含まれる化学物質をキャッチしたときに生ずる感覚であり，ともに化学感覚ともいわれるので，正しい。
（3）　全身の感覚点の分布は，おおむね，**温覚点3万**，**冷覚点25万**，触覚点50万，痛覚点200万となっています。
　　　これからもわかるように，冷覚点の方が温覚点よりも多くそれだけ鋭敏なので急速に現れますが，温覚の方は冷覚点より細胞の数が少ないので，徐々に感覚が起こります。
　　　従って，一般に**冷覚**の方が**温覚**よりも鋭敏になるので，誤りです。
（4）　深部感覚とは皮膚感覚に対することばであり，皮膚の深部にある筋や腱などの受容器からの感覚によって，その手や足の場所や状態を知ることができる感覚のことをいうので，正しい。
（5）　嗅覚は，わずかな匂いでも感ずるほど敏感ですが，敏感であるがゆえに同一臭気に対して疲労しやすい（慣れやすい）ので，正しい。

解答　（3）

問題14　☆☆重要☆☆

感覚又は感覚器に関する次の記述のうち，正しいものはどれか。
（1）　皮膚における感覚点の中では，温覚点が最も密度が大きい。
（2）　網膜の錐状体は明暗を感じ，杆状体は色を感じる。
（3）　網膜は，暗所には短時間で順応するが，明るい光に順応するには30分から1時間を要する。
（4）　中耳には前庭，半規管があり，平衡感覚に関与している。
（5）　騒音ばく露によって生じる聴力低下は，4000Hz付近から始まり，この聴力低下の型をC^5dipという。

◆解説・解答◆

（1）　前問の（3）より，痛覚点の密度が最も大きく，逆に，温覚点の密度が最も小さいので，誤りです。

（2）　眼球の網膜とは，眼球の奥にある，カメラでいうとフィルムにあたる部分で，その部分には光を感じる細胞があり，明暗のみを感じるのが**杆状体**（暗い所でよく働く）色を感じるのが**錐状体**（明るい所でよく働く）なので，記述が逆になっており，誤りです。

> **こうして覚えよう！**
>
> **色**んな**スイ**ーツ，**明暗**わけるお**勘定**
>
> 色 → 錐状体　　明暗 → 杆状体
>
> （スイーツが色々あるけれど，どれを食べることができるかは，値段で明暗が分かれる，という意味です）

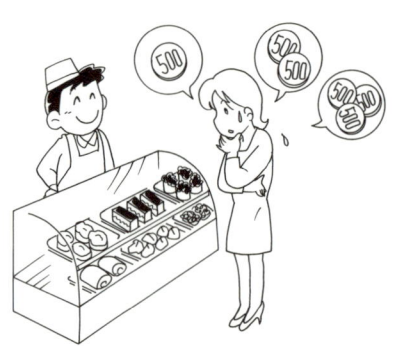

（3）　本肢は逆で，網膜は，明るい光には短時間で順応しますが，暗所に順応するには時間がかかるので，誤りです。

（4）　まず，耳は，聴覚と前庭感覚（平衡感覚）をつかさどる臓器で，その構造は，**外耳，中耳，内耳**の3部から構成されています。

　　問題文の前庭，半規管というのは，そのうちの**内耳**にあるので，中耳というのは，誤りになります。

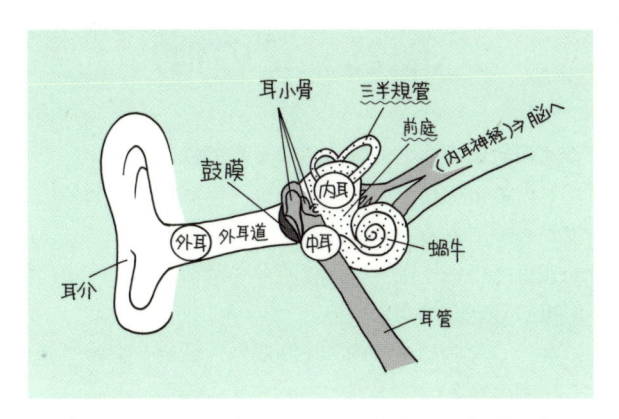

なお，**内耳**は，側頭骨内にあって，**前庭，半規管，蝸牛**の３部からなり，**前庭**が体の傾きの方向や大きさを感じ，**半規管**が体の回転の方向や速度を感じ，この両者が**平衡感覚**を司っています。
　つまり，体を回転させて目が回る原因は**半規管**であり，**前庭**のおかげで体が傾いて落ちそうになるのを感じることができるというわけです。
　なお，もう１つの**蝸牛**は**聴覚**を分担しています。

（５）　聴力を測定する機器（オージオメータという）で周波数の低い音から順にヘッドホンから信号音を流すと，4000Hz付近から5000Hz付近にかけての周波数の音が聴こえなくなってきます。
　これをグラフで示すと，このあたりがＶ字形に落ち込んでいるので，ドイツ式の音名を採って「c^5ディップ（dip）」と呼ばれています。
　従って，騒音ばく露によって生じる聴力低下は，4000Hz付近から始まり，その聴力低下の型をC^5dipというので，正しい。

解答　（５）

〈No.28　その他〉

問題15

疲労に関する次の記述のうち，誤っているものはどれか。

- （1） 職場における疲労の予防のためには，作業を分析して，その原因に応じた対策が必要である。
- （2） 精神的疲労については，適度に身体を動かす方が，単に休息するより疲労の回復に役立つ場合が多い。
- （3） 疲労には，心身の過度の働きを制限し，活動を止めて休息をとらせようとする役割がある。
- （4） 疲労の他覚的症状を捉（とら）えるには，ハイムリック法などが用いられる。
- （5） 疲労の自覚症状を客観的に捉えるには，調査表を用いるとよい。

◆解説・解答◆

- （1） 正しい。
- （2） 精神的に疲れたときに，軽く体操をしたり，あるいは散歩やジョギングをした方が心身ともにリフレッシュするという経験は，多くの方が経験されていると思いますが，このように，適度に身体を動かす方が，単に休息するより疲労の回復に役立つ場合が多いので，正しい。
　　　なお，「静的疲労，精神疲労とも，全身を休めることが効果的な疲労回復対策である」という出題があれば，当然，×となるので，要注意です。
- （3） 疲労は，生体からの「心身に休養を取らせなさい」というメッセージであり，心身の過度の働きを制限しようとする役割があるので，正しい。
- （4） 疲労の他覚的症状を捉えるには，**フリッカー検査**（次の参考資料参照）や**集中維持機能検査**または**2点弁別閾（いき）検査**を用いるので，誤りです。なお，ブローカ法は肥満度の算出法，ハイムリック法は，喉に異物が詰まったときに気道を確保して異物を吐き出させる心肺蘇生法のことをいいます。

> （参考資料）
> ・フリッカー検査というのは，フリッカー測定器（潜水艦の潜望鏡のような形をした部分に眼を当てて，中の光の点滅を見る測定器）によって，光の点滅の速度を変えて疲労度を検査するもので，単位時間当たりの点滅頻度をフリッカー値といいます。

（5）　正しい。なお，調査表は下の参考資料参照。

> **（参考資料）**
> ・調査表というのは，1から順番に，「頭が重い，全身がだるい……あくびが出る，ねむい……」などの項目が記載されてあり，それを自身でチェックする表のことをいいます。

解答　（4）

問題16

健康測定における運動機能検査の項目とその測定項目との組合せとして，誤っているものは次のうちどれか。
（1）　筋力　　　　　　　　　　　握力
（2）　柔軟性　　　　　　　　　　上体起こし
（3）　平衡性　　　　　　　　　　閉眼片足立ち
（4）　敏しょう性　　　　　　　　全身反応時間
（5）　全身持久性　　　　　　　　最大酸素摂取量

◆解説・解答◆

健康測定において測定する体力の構成要素と測定項目は，次のようになっています。

体力の構成要素	測定項目
柔軟性	体前屈
平衡性	閉眼片足立ち
敏しょう性	全身反応時間
筋力	握力
筋持久力	**上体起こし**
全身持久性	最大酸素摂取量

この表からもわかるように，柔軟性は，**体前屈**によって測定するので，（2）が誤りです。
　なお，上体起こしは，**筋持久力**の測定方法です。

解答　（2）

問題17

肥満の程度を評価するための指標として用いられる BMI の値を算出する式として，正しいものは次のうちどれか。

ただし W は体重（kg），H は身長（m）とする。

（1）　W/H^2
（2）　W/H
（3）　$W/100(H-1)$
（4）　H/W^2
（5）　H/W

◆解説・解答◆

BMI とは，「Body Mass Index（ボディ・マス・インデックス）」の略で，（体重）／（身長）^{2} という式から求める国際的な体格の判定方法です。

従って，W を体重（kg），H を身長（m）とすると，W/H^2 となるので，（1）が正解です。

解答　（1）

〈類題〉

身長 170cm，体重 72kg の人の BMI に最も近い値は次のうちどれか。

（1）　21　　（2）　23
（3）　25　　（4）　27
（5）　30

〈解説・解答〉

W/H^2 から「身長170cm，体重72kgの人のBMI」を求めると……
　$W/H^2 = 72/(1.7)^2$
$= 24.913…… ≒ 25$　となります。

なお，この値と体格判定については，次のようになっています。

〈BMIの目安〉

やせすぎ	18.5 未満
普通	18.5 以上 25 未満
肥満 1 度	25 以上 30 未満
肥満 2 度	30 以上 35 未満
肥満 3 度	35 以上 40 未満
肥満 4 度	40 以上

従って，BMIが25の場合は，肥満1度にギリギリ入っている，ということになります。

解答　（3）

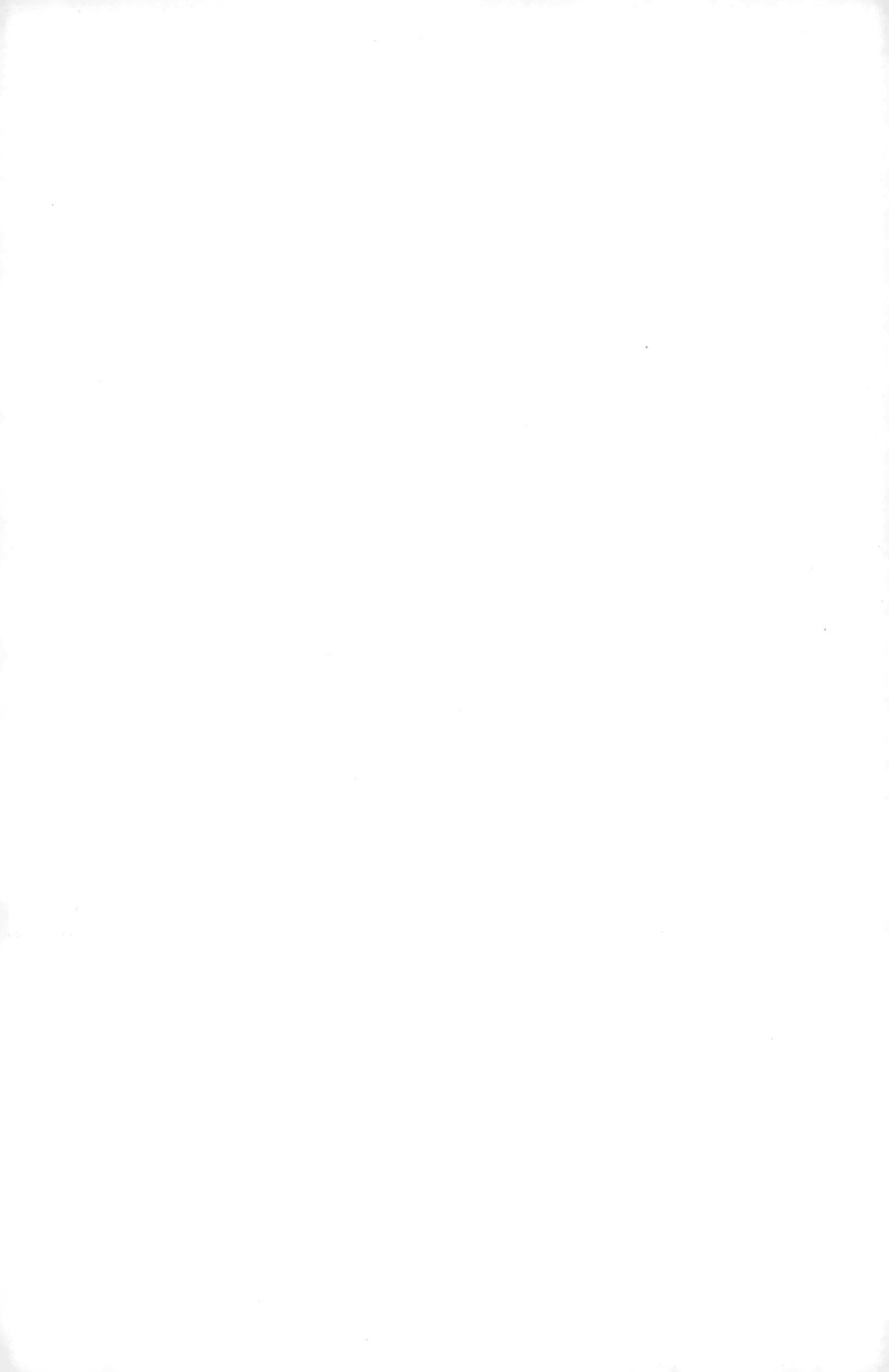

第4編
衛生管理者の重要ポイント

　この巻末のまとめには,「本試験によく出る！第二種衛生管理者問題集」で好評を得た,「スッキリ重要事項」の総合版を掲載しました。
　その内容は,**本試験でよく出題ポイントとされる部分**を可能な限り並べて,しかも,**頻繁に出題ポイントとされる部分**などについては,より重要である旨を強調し,注意を促すように編集してあります。
　従って,この「スッキリ重要事項」を確実に把握すれば,短期合格への最良の道しるべとなり得るものと確信しております。
　これらを試験直前の内容整理などに役立てていただければ幸いです。

第1章
関係法令のスッキリ！重要事項

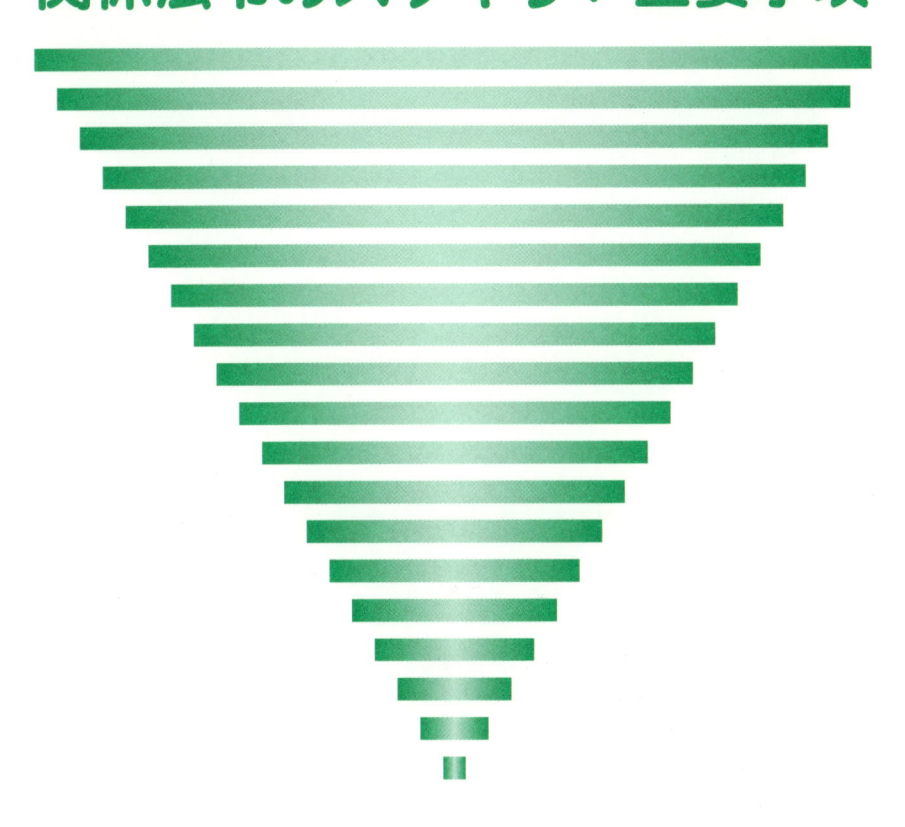

```
1  労働安全衛生法 ………………………… 92
2  労働安全衛生法の関係規則 …………… 96
3  労働基準法 ……………………………… 99
```

1　労働安全衛生法のスッキリ！重要事項

（1）　安全衛生管理体制

①　選任が必要となる労働者の数

〈衛生管理者の場合〉

事業場の規模	衛生管理者数
50人以上　　200人以下	1人以上
200人を超え　500人以下	2人以上
500人を超え　1000人以下	3人以上
1000人を超え　2000人以下	4人以上
2000人を超え　3000人以下	5人以上
3000人を超える場合	6人以上

〈その他の場合〉

	労働者数
・総括安全衛生管理者 　1．屋外的業種（建設業，林業，運送業など）	100人以上
2．屋内的業種（各種商品**卸売業**，**百貨店**などの各種商品**小売業**，製造業，電気業，水道業など）	300人以上
3．非工業的業種（金融，保険など）	1000人以上
・衛生推進者	（非工業的業種で）10人以上50人**未満**
・産業医	（業種にかかわらず）50人以上 （3000人を超える場合は2人以上選任する）

② 選任の時期と報告先

選任の時期	選任すべき事由が発生した日から 14 日以内
報告先	所轄労働基準監督署長

ただし，衛生推進者には報告の義務は課されていない。

③ 第二種衛生管理者を選任することができる業種
⇒ 次のような工業的な業種以外の業種

> **重要** ＜第二種衛生管理者を選任することができない業種＞
>
> **医療業（病院**など），農林水産業，鉱業，建設業，製造業（物の加工業を含む），電気業，水道業，ガス業，熱供給業，運送業，自動車整備業，機械修理業，清掃業（⇒ 直接機械や道具を用いたりするような工業的業種，要するに，労働災害の危険性が高い業種は第二種衛生管理者が携わることができない，ということ）

④ 専属について

衛生管理者	・原則⇒ その事業場に専属の者を選任する。 ・例外⇒ 2人以上選任する場合で労働衛生コンサルタントがそのうちに含まれていれば，1人は専属でなくてもよい。
産業医	1000人以上か，一定の有害業務（深夜業務含む）で500人以上なら専属でなければならない。

＊ 総括安全衛生管理者については，定めはありません。

⑤ 専任について（衛生管理者のみです）

衛生管理者	1. 1000人を超える場合か 2. 500人を超える場合で有害業務に30人以上なら少なくとも1人を専任とする。

（注：2の条件の事業場では，衛生管理者のうち，1人を**衛生工学衛生管理者免許**を受けた者から選任する必要があります。）

⑥ 衛生委員会
1．業種に関係なく **50 人以上**で設け，**毎月 1 回以上**開催し，議事録は **3 年間**保存する。
2．メンバーは，**議長**に**総括安全衛生管理者**等，各委員に衛生管理者，衛生に関し経験のある者で事業者が指名した者，産業医など。
　なお，産業医については，事業場に**専属**でなくてもよい。
3．委員会の開催の都度，遅滞なく，委員会における議事の概要を各作業場の見やすい場所に掲示するなどして労働者に周知させること。
4．衛生委員会や安全委員会の設置に代えて，**安全衛生委員会**を設置してもかまわない。

（2）　雇入れ時の安全衛生教育

以下に該当する者は次の枠内の事項についての教育を省略できる。
1．金融業など，労働災害が発生するおそれの少ない業種
2．教育事項について十分な知識及び技能を有していると認められる労働者

> ◆省略可能な項目◆
> 1．機械等，原材料等の危険性，有害性および取扱い方法に関すること。
> 2．安全装置，有害物抑制装置または保護具の性能および取扱い方法。
> 3．作業手順に関すること。
> 4．作業開始時の点検に関すること。

注）　教育を省略できないケース
・アルバイトやパートタイマーなど**短期間雇用する**者でも実施しなければならない。
・**同一業種に勤務した経歴**は，教育省略の条件には含まれない。
・**百貨店**など各種小売業や**旅館業**，**ゴルフ場業**などは，教育省略可能な業種には含まれない。

> ◆省略できない項目（必ず教育すべき事項）◆
> 5．当該業務に関して発生するおそれのある**疾病の原因および予防**に関すること。
> 6．**整理**，**整頓**および**清潔**の保持に関すること。
> 7．事故時等における**応急措置**および**退避**に関すること。

なお，教育を行う者については，衛生管理者には限定されておらず，また，教育内容に関する記録の保存義務はない。

（3） 健康診断

1．**雇入れ時の健康診断**
 ・省略できるのは，「健康診断を受けた後 3 月を経過しない者を雇い入れる場合で，当該健康診断結果を証する書面の提出があったとき」のみ。
 ・健診項目は定期健康診断とほとんど同じであるが，**喀痰検査**は不要。
 ・報告義務はない。

2．**定期健康診断**（健診項目は P26 の表を参照）
 ・1 年以内ごとに 1 回（深夜業務などの**特定業務**に従事する労働者は 6 か月以内ごとに 1 回）行う。
 ・**血圧の測定**は省略することはできないが，肝機能，血糖，心電図検査については省略することができる。
 ・検診項目は健康測定とほとんど同じであるが，**呼吸機能（肺活量），心拍数，運動機能検査**については，健康測定のみで行う。
 ・常時 **50 人以上**の労働者数の場合は，報告義務がある。

3．海外派遣労働者の健康診断は，「労働者を本邦外の地域に **6 月以上**派遣するとき」「本邦外の地域に **6 月以上**派遣した労働者を本邦の地域内における業務に就かせるとき」に行う。

4．面接指導が必要な者
　休憩時間を除き労働時間が週 **40 時間**，月 **100 時間**を超え，かつ，疲労の蓄積が認められる者。

（4） 派遣労働者の労働者死傷病報告

派遣労働者が負傷などにより休業した場合は，**派遣元及び派遣先双方の事業者**が**労働基準監督署長**に提出する。

2　労働安全衛生法の関係規則のスッキリ！重要事項

〈衛生基準と事務所衛生基準規則〉

（1）　衛生基準の数値のまとめ

① 数値のまとめ

1	① 気積 ② 就業可能な労働者数	労働者1人について **10m³以上** （「部屋の容積」－「床面から4mを超える高さにある空間」－「設備の占める容積」）÷10）
2	屋内作業場の窓の面積 　（ただし，十分な換気設備を設けていればこの限りでない）	常時床面積の **1/20　以上** （1/15は1/20という条件を満たしており，違反していない）
3	照度	精密な作業：300ルクス以上 **普通の作業：150ルクス以上** 粗な作業　：70ルクス以上
4	6か月以内ごとに1回のもの	・照明設備の点検 ・大掃除 ・ねずみ，こん虫などの防除
5	休養室または休養所を男女別に設けなければならない場合	常時**50人以上**か常時**女性30人以上** （注：男性が少人数であっても条件を満たせば別々に設けなければならない。）
6	男性用便所	大便所の便房の数 　⇒　60人以内ごとに1個以上 小便所の箇所数 　⇒　30人以内ごとに1個以上
7	女性用便所の便房の数	20人以内ごとに1個以上
8	屋内作業場の気温が **10℃以下**の場合	労働者を毎秒1m以上の換気による気流にさらさない。
9	食堂の床面積	1人について1m³以上

その他．炊事従業員**専用**の**休憩室**および**便所**を設けること。

（２） 事務所衛生基準規則（事務所の衛生基準）

① 気積
　前頁の表の１に同じ

② 換気
　前頁の表の２に同じ

③ 照度
　前頁の表の３に同じ

④ 清掃等の実施
　前頁の表の４に同じ

⑤ 休養室等
　前頁の表の５に同じ

⑥ 温度
　10℃以下の場合は暖房を行うこと。

⑦ 燃焼器具
　燃焼器具を使用するときは，**毎日**，異常の有無を点検すること。

⑧ 作業環境測定
　中央管理方式の空気調和設備を設けている建築物内の事務室については，**２か月以内ごとに１回**，次の事項について測定し，記録を**３年間**保存すること（報告義務はない）。
　・一酸化炭素および二酸化炭素の含有率
　・室温および外気温
　・相対湿度

⑨ 点検等
　１．機械による換気設備は，**２か月以内**ごとに１回点検を行う。
　２．空気調和設備の冷却塔と冷却水は**１か月以内**ごとに１回点検を行う。

⑩ 空気調和設備等による調整

事項	測定値	測定器
浮遊粉じん量	1 m³中に 0.15mg 以下	グラスファイバーろ紙
一酸化炭素	100 万分の 10 以下	検知管方式による一酸化炭素検定器
二酸化炭素	100 万分の 1000 以下	検知管方式による二酸化炭素検定器
ホルムアルデヒド	1m³中に 0.1mg 以下	省略
気流	毎秒 0.5m 以下	毎秒 0.2m 以上の気流を測定できる風速計
気温	17℃以上 28℃以下	0.5 度目盛の温度計 （床上 75cm 以上 120cm 以下で測定）
相対湿度	40％以上 70％以下	0.5 度目盛の乾湿球の湿度計 （アスマン通風乾湿計，アウグスト乾湿計など）

⑪ 睡眠または仮眠の設備

男性用と女性用に区別して設ける。

3　労働基準法のスッキリ！重要事項

（1）　労働契約

① 解雇制限
次の場合は，使用者は原則として労働者を解雇することができない。
1．労働者が業務上負傷し，または疾病にかかり療養のために**休業する期間**とその後**30日間**
2．産前産後の女性が**休業する期間**およびその後**30日間**

② 解雇予告
使用者が労働者を解雇する際の**解雇の予告**（原則）
⇒ 少なくとも**30日前**に予告をする必要がある。

③ 解雇制限の例外
天変事変その他やむを得ない事由のために事業の継続が不可能となった場合は，所轄労働基準監督署長の**認定**があれば，解雇する際に解雇予告が不要で，また，解雇制限の適用もない。

（2）　賃金

① 平均賃金の式

$$\text{平均賃金} = \frac{\text{算定すべき事由の発生した日以前3か月間の賃金総額}}{\text{その期間の総日数}}$$

② 割増賃金を計算する際に考慮しないもの
・**家族手当・通勤手当・賞与**・その他厚生労働省令で定める賃金
（通常の労働時間の賃金から上記のものを除いた額を基礎として，割増賃金を計算する。）

（3）　労働時間

① 原則
1週間について**40時間**を超えない，**1日**について**8時間**を超えない。

② 1日について8時間を超えて労働させることができる場合
・時間外労働の**労使協定**（36協定）がある場合
・**災害**その他避けることのできない事由によって，臨時の必要がある場合
（原則，行政官庁の**許可**が必要）
・**変形労働時間制**の採用

- 監督，管理の地位にある者または**機密の事務**を取り扱う者
- 監視または**断続的労働**に従事する者（行政官庁の**許可**が必要）
- 農業や水産業などに従事する者

③ **1か月単位の変形労働時間制**

1. **労使協定**（労働者の過半数で組織する労働組合又はその労働組合がない場合においては労働者の過半数を代表する者との書面による協定のこと）または**就業規則**により，特定された日または週において1日**8時間**または1週**40時間**を超えて労働させることができる制度。
2. 労使協定により定めた場合は，所轄労働基準監督署長に届け出る必要があるが，就業規則により定めた場合には，その必要はない。

④ **フレックスタイム制の清算期間**

⇒ **1か月以内**に定める。

⑤ **休憩時間**

- 労働時間が6時間を超える場合：**45分以上**
- 労働時間が8時間を超える場合：**1時間以上**

⑥ **労働時間の延長が1日2時間以内に制限される主な業務**

> 1. 多量の**高熱物体**（または**低温物体**）を取り扱う業務及び著しく**暑熱**（または**寒冷**）な場所における業務
> 2. 土石，獣毛等の**じんあい**又は**粉末**を著しく飛散する場所における業務
> 3. さく岩機，鋲打機等の使用によって身体に著しい**振動**を与える業務
> 4. **重量物**の取扱い等**重激**なる業務
> 5. ボイラー製造等**強烈な騒音**を発する場所における業務

⑦ **年次有給休暇**

1. 雇入れ日から**6か月**継続して勤務し，かつ，全労働日の**8割以上**出勤した労働者に対して，**10日**の有給休暇を与えること。
2. **1年6か月以上**継続して勤務した労働者に対しては，下記の表に示す有給休暇を与えること。

継続勤務年数	1年6か月	2年6か月	3年6か月	4年6か月	5年6か月	6年6か月
有給休暇	11	12	14	16	18	20日

3. 労使協定により，年次有給休暇の**5日を超える部分**については，使用者が計画的に付与することができる。
4. 労使協定により合計5日分まで**時間単位**で有給休暇を与えることができる。
5. （有給休暇を）請求された時季に有給休暇を与えることが事業の正常な運営を妨げる場合は，他の時季にこれを与えることができる。
6. 出勤したものとみなされる休業
   - 労働者が業務上負傷しまたは疾病にかかり**療養のために休業した期間**
   - **育児休業，介護休業**等によって休業した期間
   - **産前産後**の女性が法令の規定によって休業した期間
7. 期間中は，**平均賃金**か**通常の賃金**を支払わなければならない（⇒通常の賃金の60%…などという出題は×）。
8. 年次有給休暇の請求権は，**2年間**行使しなければ時効によって消滅する。

（4） 年少者および女性

1. 使用者は，**6週間**（多胎妊娠の場合にあっては，14週間）以内に出産する予定の女性が休業を請求した場合においては，その者を就業させてはならない。
2. 使用者は，産後**8週間**を経過しない女性を就業させてはならない。ただし，産後**6週間**を経過した女性が請求した場合において，その者について医師が支障がないと認めた業務に就かせることは，差し支えない。

（5） 就業規則

① **作成が必要な場合**
常時**10人以上**の労働者を使用する場合に（使用者が）作成する。

② **作成，変更の際の手続き**
就業規則を作成および変更する場合は，「**意見書**」を添付する（**同意書**ではないので注意！）。

③ **就業規則の絶対的記載事項**（必ず記載しなければならない事項）
1. 退職に関する事項（解雇の事由を含む）
2. 賃金に関する事項（賃金の決定，計算，支払方法，支払時期など）
3. 労働に関する事項（始業および終業の時刻，休憩時間，**休日，休暇**など）

④　就業規則の相対的記載事項（定めがある場合は記載する）
・退職手当について
・安全，衛生について
・表彰，制裁について
・災害補償，業務外の疾病扶助について

第2章
労働衛生のスッキリ！重要事項

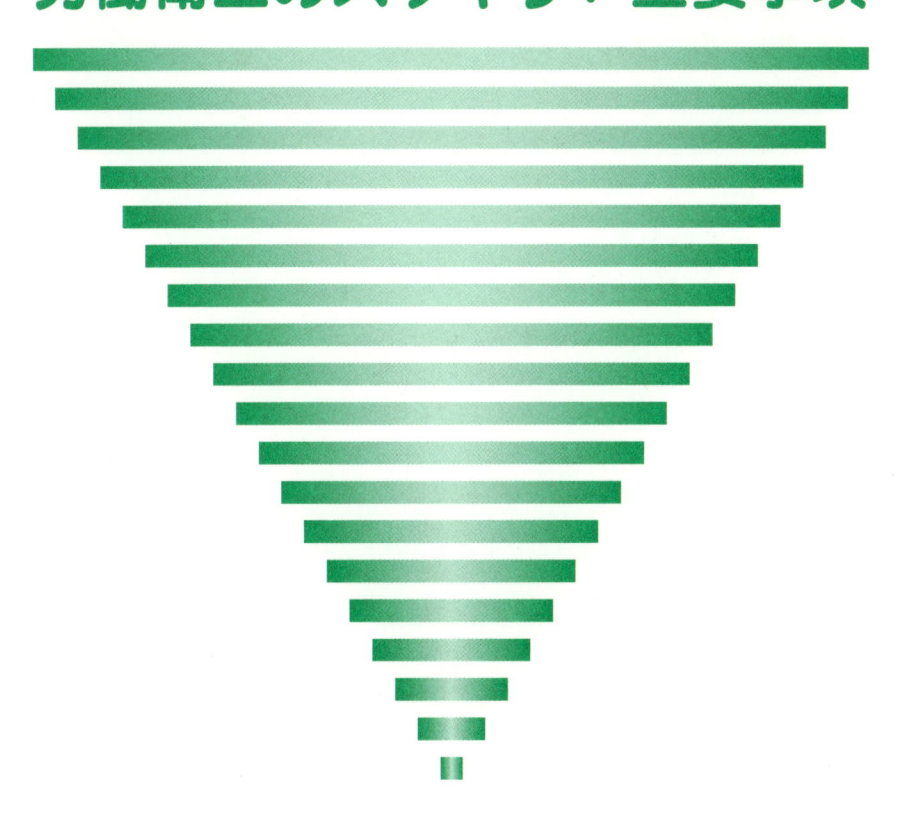

1 作業環境要素 …………………………… 104
2 食中毒 …………………………………… 107
3 健康管理と衛生教育 …………………… 108
4 救急措置 ………………………………… 110

1 作業環境要素のスッキリ！重要事項

（1） 温熱環境

① **温度感覚の4つの要素**
気温，湿度，気流，ふく射熱（放射熱）
（この温度感覚と次の感覚温度とは区別して覚えよう！）

② **実効温度（感覚温度ともいう）**
気温，湿度，気流の総合効果を1つの温度指標で表したもの。

③ **修正実効温度**
黒球温度，湿度，気流から求める。

④ **WBGT（湿球黒球温度指数）**
気温，湿度，ふく射熱（放射熱）を加味した暑さの総合的指標

⑤ **不快指数**
気温（乾球温度）と湿度（湿球温度）から求める。

〈まとめ：温熱指数を求める際に必要となる要素〉

温熱指数	要素
実効温度	乾球温度，湿球温度，気流
修正実効温度	黒球温度，湿球温度，気流
湿度，不快指数	乾球温度，湿球温度

⑥ **至適温度**
暑くも寒くもない，と感じる温度感覚のこと。
1．作業強度が**強い**と至適温度は**低く**なる。
2．作業時間が**長い**と至適温度は**低く**なる。
3．被服が**厚い**と至適温度は**低く**なる。
4．**飲食物，年齢，性**などによっても異なる。
5．この至適温度は，感覚温度とはいわれないので注意（感覚温度は②の実効温度のことをいう）

（２） 視環境（採光，照明など）

① 全般照明と局部照明
全般照明の明るさが局部照明の明るさの **10 分の 1 以上**が望ましい。

② 直接照明と間接照明
間接照明は影ができにくいので，立体視を必要とする作業には不向き。

③ 作業の種類による**照度**

作業の区分	基準
精密な作業	300 lx 以上
普通の作業	150 lx 以上
粗な作業	70 lx 以上

④ 光の方向
眼と光源を結ぶ線と視線とがつくる角度が，少なくとも **30 度以上**であること。

（３） 彩色
目より上方の壁や天井には**明るい色**，目の高さ以下には**濁色**を用いる。

（４） VDT 作業

① 作業時間
一連続作業時間が **1 時間を超えない**ようにし，次の連続作業までの間に **10 分～15 分**の作業休止時間を設ける。

② 照度
・ディスプレイ画面上では **500 ルクス以下**
・書類上及びキーボード上における照度は **300 ルクス以上**

③ ディスプレイについて
ディスプレイとの距離は約 **40cm 以上**で画面の上端が，眼と同じ高さか，**やや下**になるようにする。

④ VDT 作業による健康障害
自覚症状が先行して表れる。

（5） 空気環境および換気

① 必要換気量の式

$$必要換気量\,(m^3/h) = \frac{在室者1時間当たりの呼出 CO_2 量\,(m^3/h)}{(室内 CO_2 基準濃度) - (外気の CO_2 濃度)}$$

・呼気中の CO_2 濃度：**4％**
・室内 CO_2 基準濃度：**0.1％**
・外気の CO_2 濃度 ：（0.03％～0.04％であるが一般的には）**0.03％**
とする。

② 必要換気回数

1時間に必要とする換気の回数で，必要換気量を気積で割ると求められる。

$$必要換気回数 = \frac{必要換気量\,(m^3/h)}{気積\,(m^3)}$$

③ 各成分

1．空気中の成分は，酸素が約 **21％**，窒素が約 **79％**，二酸化炭素が **0.03～0.04％**
2．人間の呼気の成分は，酸素が約 **16％**，二酸化炭素が約 **4％**

2 食中毒のスッキリ！重要事項

① **感染型**（⇒ 細菌に感染することによる食中毒）
　1．腸炎ビブリオ：**病原性好塩菌**で，原因は**海産の魚介類**で，熱には**弱い**。
　2．サルモネラ菌：ネズミなどの**糞尿により汚染された鶏卵や食肉**が原因で，熱には**弱い**。

② **毒素型**（⇒ 細菌が作り出した毒素による食中毒）
　1．ブドウ球菌：食物内で繁殖して産生する毒素（**エントロトキシン**）が原因で，熱に**強い**が致死率は**低い**。
　2．ボツリヌス菌：**嫌気性菌**で，熱に**弱い**が，致死率は**高い**。

③ **その他**
　フグの毒の**テトロドトキシン**によるフグ中毒などがある
　（注：熱に**強い**のはブドウ球菌のみである）。

3 健康管理と衛生教育のスッキリ！重要事項

（1） 健康の保持増進対策

① 健康測定と健康診断

健康診断が**疾病の早期発見**を主な目的としているのに対し，健康測定は，**労働者の健康状態を把握し健康指導を行うために**実施をする。

② 健康測定

③の健康指導を行うために，次の項目について調査や検査などを行う。

1．生活状況調査
2．医学的検査
 実施項目は，定期健康診断とほぼ同じだが，**「心拍数，呼吸機能（肺活量），運動機能検査」**については，健康測定のみ実施する。
3．運動機能検査
 筋力，柔軟性，平衡性，敏捷性，全身持久性などの検査を行う。

③ 健康指導

保健指導，運動指導，栄養指導，メンタルヘルスケア（心理相談）などがあり，いずれも健康測定の結果に基づき（健康診断の結果に基づくものではないので注意）産業医などが作成した個人別の健康指導票に従って行う。

> **＜参考資料・メンタルヘルスケアについて＞**
> 厚生労働省の「労働者の心の健康の保持増進のための指針」には，心の健康づくり対策の進め方として次の4つのメンタルヘルスケアが示されている。
> 1．労働者自身がストレスや心の健康について理解し，自らのストレスの予防や対処を行う**セルフケア**
> 2．管理監督者が，職場環境等の改善や労働者からの相談への対応を行う**ラインによるケア**
> 3．産業医，衛生管理者等が，心の健康づくり対策の提言や労働者及び管理監督者に対する支援を行う**事業場内産業保健スタッフ等によるケア**
> 4．メンタルヘルスケアに関する専門的な知識を有する事業場外の機関及び専門家を活用し支援を受ける**事業場外資源によるケア**
> 　（注：衛生委員会はこれに関する審議などは行うが，直接ケアは行わないので，注意！）

（2） 労働衛生教育

職場教育（OJT）と集合教育がある。

① OJT（職場教育）の主な特徴
1．個人の能力に応じた指導ができる。
2．日常的に機会をとらえて指導ができる。

② 集合教育の主な特徴
教育内容の**原理，原則を体系的に**指導することができる。

（3） 労働衛生管理統計

① 病休強度率の式

$$病休強度率 = \frac{疾病休業延日数}{在籍労働者の延実労働時間数} \times 1{,}000$$

② 病休度数率の式

$$病休度数率 = \frac{疾病休業件数}{在籍労働者の延実労働時間数} \times 1{,}000{,}000$$

（注：負傷が原因となって引き続き発生した疾病については，負傷による休業と疾病による休業に分けて，新たに疾病休業件数にカウントされるので，注意が必要です。）

4 救急措置のスッキリ！重要事項

(1) 心肺蘇生法

① 心肺蘇生法の流れ
1. 傷病者の肩を軽くたたくなどして意識の有無を確認する。
   ↓（意識がない場合）
2. 気道を確保して，正常な呼吸をしているかを **10秒以内**に確認する。
3. 呼吸が正常であれば，回復体位を取らせ，救急隊の到着を待つ。
4. 呼吸が正常でなければ，約 **1秒**かけて人工呼吸を **2回**実施し，その後は，**人工呼吸2回に胸骨圧迫（心マッサージ）30回**を交互に繰り返して行う。
5. 心マッサージそのものは，1分間に約 **100回**のリズムで行う。

② 1回の吹き込み量
普通呼吸の **2倍**程度とする。

③ AEDによる心肺蘇生
電極パッドを胸部に取り付けると，自動的に心電図を解析して電気ショック（電気的除細動という）の必要の有無を判別し，必要な場合には音声ガイドにより電気ショックを行う仕組みになっている。

なお，電気ショックの有無にかかわらず，人口呼吸と心マッサージの心肺蘇生は続行する必要がある。

(2) 出血および止血

① 直接圧迫法
出血部を直接圧迫する方法

② 間接圧迫法
出血部より心臓に近い部位の動脈を指で強く圧迫する方法（上肢は上腕中央部を，指の場合は，指のつけねを圧迫する。）

③ 止血帯法
＊手足の動脈切断といった大出血の場合などに，三角巾などの止血帯を出血部より心臓寄りに巻く方法。
＊動脈の切断ではなく**出血**の場合は，①か②の方法で処置をするので，

要注意！

（3） 火傷

1. 皮膚の表面の **20%以上** が火傷になると，生命に危険な状態となる。
2. 軽度から順に **1度〜3度** に分類されている。
3. 軽度の場合は，水を飲ませるとよい。
4. **油** は絶対塗ってはいけない。
5. 生じた水疱は，**破らず** に清潔なガーゼや布で軽く覆う。
6. 火傷面に **付着した衣服** は，着衣の上から冷水をかけるが，**化学薬品** がかかっている場合は，脱がせて薬品を拭き取り，冷水をかける。

（4） 骨折

① 骨の折れ方による分類
・完全骨折　：完全に骨が折れている状態
・不完全骨折：骨は折れず，**ひびが入っている状態**

② 皮膚の損傷による分類
・単純骨折：皮膚の下で骨が折れていて，**損傷が皮膚まで及んでいない状態**
・複雑骨折：骨折により皮膚が損傷し，**骨折端が外に出ている状態** のことをいい，「骨にひびが入っている状態」や「骨が多数の骨片に破砕された状態」のことをいうのではないので，要注意！

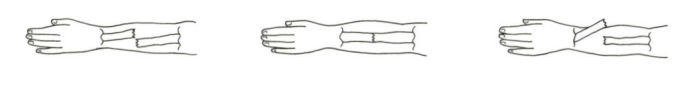

完全骨折　　　　　不完全骨折　　　　　複雑骨折

③ その他
・副子を手や足に当てるときは，先端が手先や足先から **少し出る** ようにする。
・脊髄損傷が疑われる場合は，事故者を **硬い板の上** に乗せて，脊髄が曲がらないようにする。

第3章
労働生理のスッキリ！重要事項

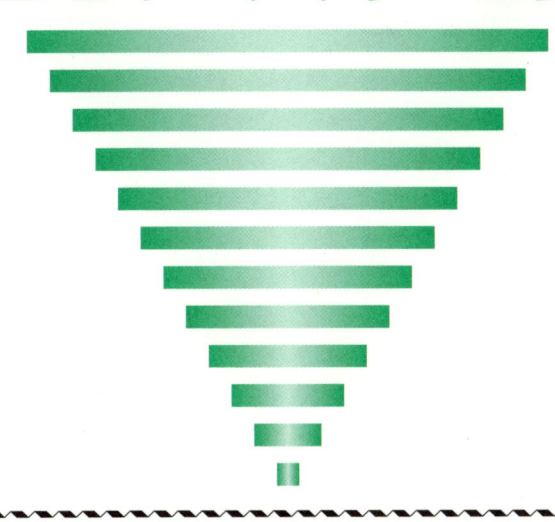

1	運動器系	114
2	心臓の働きと血液の循環	115
3	血液	115
4	呼吸運動	116
5	消化器系および肝臓	116
6	腎臓，泌尿器系	117
7	神経系	117
8	内分泌	118
9	代謝系	119
10	体温	120
11	感覚器系	120
12	ストレス	121
13	疲労	121
14	睡眠	122
15	体力測定と体力増強判定	122

（1） 運動器系

① 筋肉の種類

筋肉 ─┬─ 横紋筋 ─ 骨格筋（随意筋）
　　　└─ 平滑筋 ─ 内臓筋（不随意筋）

・心臓は内臓であるが**横紋筋**であり，**不随意筋**である。

② 筋肉の収縮

1. **等尺性収縮**：筋肉の長さを変えることなく筋力が発生している状態（直立姿勢の保持など）
2. **等張性収縮**：筋肉にかかる張力は同じでも，筋肉の長さが変わる収縮（足の屈伸運動など）

③ 筋肉による仕事

1. 筋肉が引き上げることのできる物の**重さ**は，筋肉の**太さ**に比例する。
2. 筋肉が物を引き上げる**高さ**は，筋肉の**長さ**に比例する。
3. 筋肉は，**収縮しようとする瞬間**に一番大きい**力**を出す。
4. 筋肉は，**負荷**が**適当**なときに一番**仕事量**が大きい。
5. 筋肉の**縮む速さ**が**適当**なときに**仕事の効率**が一番大きい。

④ 筋収縮とエネルギー

1. ATP 分解時のエネルギーを利用
2. クレアチンりん酸の分解時のエネルギー＋**グリコーゲン**を分解して ATP を再合成する。
3. グリコーゲンは，酸素が十分与えられると**水**と**二酸化炭素**に完全に分解される（⇒**乳酸**に分解されるのではないので，注意！）。

（2） 心臓の働きと血液の循環

① 体循環と肺循環
1. 体循環の経路
   左心室 ⇒ 大動脈 ⇒ 全身の組織 ⇒ 大静脈 ⇒ 右心房 ⇒ 2へ
2. 肺循環の経路
   右心室 ⇒ 肺動脈 ⇒ 肺 ⇒ 肺静脈 ⇒ 左心房 ⇒ 1へ

② 静脈血と動脈血
肺**動脈**には**静脈**血が流れ，肺**静脈**には**動脈**血が流れている。

（3） 血液

① 赤血球
1. **骨髄の中**でつくられ，**寿命は白血球よりきわめて長く**約 120 日である。
2. **ヘモグロビン**は**酸素**を全身に運ぶ役目をする。
3. 血液の容積に対する赤血球の相対的容積（％）を**ヘマトクリット**という。
4. 血液の凝集とは，フィブリノーゲンの作用により，赤血球などの成分が寄り集まって塊になる現象のことをいう。

② 白血球（好中球，好酸球，好塩基球，リンパ球，単球など数種の細胞からなる）
1. **リンパ球**は抗体を作るなどして**免疫反応**に関与している細胞である。
2. **好中球**は体内に侵入してきた細菌や異物を貪（どん）食する働きがある。
2. 白血球数に男女差はない。
3. 白血球の寿命は約 3～4 日である。

③ 血小板の機能
出血部位に凝集し，血栓をつくって**止血作用**（血液凝固作用）をする。

④ 血液の凝集反応
血漿中に溶けている**フィブリノーゲン**が不溶性の**フィブリン**に変化して凝固する（フィブリンとフィブリノーゲンを逆にした出題が多いので注意！）

（4） 呼吸運動

1. 呼吸には，肺で行われる**外呼吸**と，組織細胞とそれをとりまく毛細血管中の血液との間で行われる**内呼吸**（組織呼吸）がある。
2. 胸郭内容積が増し内圧が低くなると，肺はその弾性により**拡張**して，鼻腔や気道を経て肺内へ流れ込む。この空気の流れが**吸気**である。

    胸郭内容積が増加 ⇒ 内圧が低下 ⇒ 肺が拡張 ⇒ 吸気

3. 酸素は赤血球の中に含まれる**ヘモグロビン**によって，肺から各組織へ運ばれる（⇒(3)の①の2）。
4. 呼吸運動は，**呼吸筋**（肋間筋）**と横隔膜などによる協調運動**によって肺を伸縮させる。
5. 1回の呼吸量は，約 **0.4ℓ** で，肺活量が多いほど激しい肉体労働をする場合に有利である。
6. 成人の呼吸数は，1分間に 16〜20 回程度であり，食事，入浴，発熱などによって**増加**する。
7. 血液中の**二酸化炭素**の量が増え**酸素**が減ると**延髄**にある**呼吸中枢**が刺激されて呼吸数を増やし，酸素を多く取り入れようとする。

    言い換えると，呼吸中枢がその興奮性を維持するためには，常に**一定量以上の二酸化炭素**（炭酸ガス）が血液中に含まれていることが必要である。

（5） 消化器系および肝臓

① 消化器系

水分の大部分は**大腸**で吸収され，**アルコール**の大部分は**小腸**で吸収される（胃ではないので注意！）。

② 肝臓の機能

1. ブドウ糖を**グリコーゲン**に変えて蓄え，血液のブドウ糖が不足すると，逆にグリコーゲンをブドウ糖に分解して血液中に送り出す。
2. **血液凝固物質**（フィブリノーゲンなど）や**血液凝固阻止物質**（ヘパリン）の生成
3. **アルカリ性**の消化液である**胆汁**を生成し，脂肪を乳化して分解する働きを助ける。
4. **アルブミン**（タンパク質の一種で，血液の浸透圧を調節する働きがある）の生成

5．不要な**アミノ酸**（タンパク質を構成している物質）を分解して**尿素**にする。
6．**解毒作用**
7．**コレステロール**を合成する。

③ 肝臓の機能検査
1．肝疾患では，一般に血清中の酵素である **GOT，GPT，γ－GTP** の値は上昇する。
2．γ－GTP は，アルコール性肝障害の指標とされる。

（6） 腎臓・泌尿器系

① 尿
1．**弱酸性**である。
2．尿の比重は水分摂取量が多くなると**小さく**なる。

② 尿検査
慢性腎炎やネフローゼでは，その病態が重いほど尿中蛋白量が**増加**する。

③ 腎性糖尿とは
血糖値が正常であっても，体質的に腎臓から糖が尿中に排泄されて，尿糖が陽性となることをいう。

④ 尿潜血とは
尿中に**赤血球**が混じった症状をいう。

（7） 神経系

① 神経系の構成

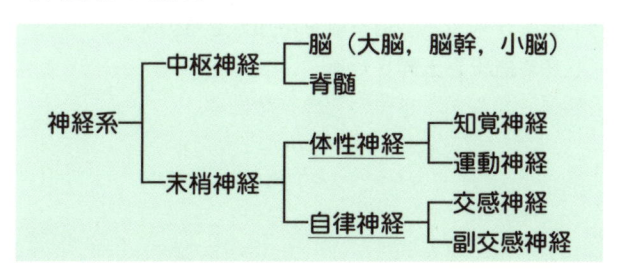

神経系
- 中枢神経
  - 脳（大脳，脳幹，小脳）
  - 脊髄
- 末梢神経
  - 体性神経
    - 知覚神経
    - 運動神経
  - 自律神経
    - 交感神経
    - 副交感神経

② 脳（注：図はP70にあります。）
1. **大脳，小脳，脳幹**（間脳，中脳，延髄などがある）からなる。
2. 大脳は，外側の**皮質**（**灰白質**）と内側の**髄質**（**白質**）からなり，また，左右の大脳半球に分かれ，各々は前頭葉，頭頂葉，側頭葉，後頭葉に区分されている。
3. 大脳皮質にある言語中枢が障害を受けた場合
   ・運動性言語中枢：声は出せるが，まとまった言葉で話せなくなる。
   ・聴覚性言語中枢：言葉は聞こえてもその意味が理解できなくなる。
   ・視覚性言語中枢：文字が見えても意味が理解できなくなる。
4. **小脳**が侵されると**運動失調**を起こす。

③ 脊髄
　脊髄は運動系と知覚系の神経の伝導路で，運動神経は，**前角**から出て**前根**から送り出され，知覚神経は，**後根**を通じて**後角**に入り，脳へと送り出される。

④ 末梢神経系
1. **体性神経**と**自律神経**がある。
2. 自律神経系の中枢は**脳幹**と**脊髄**にある。
3. 内臓や血管の筋肉は，**不随意筋**で自律神経のコントロール下にある。
4. 神経系を構成する基本的な単位を**ニューロン**といい，**樹状突起**と**軸索**および**細胞体**からなる。

（8）　内分泌

アドレナリン（**副腎髄質**から分泌される）の作用
1. 肝臓のグリコーゲン分解作用を促進し，**血糖**を<u>上昇</u>させる。
2. 心臓の自動中枢に作用して**心拍出量**を<u>増加</u>させる。
3. 血管を収縮させて**血圧**を<u>上昇</u>させる。
4. 円滑な筋活動ができるよう身体の態勢を整える。

（9） 代謝系

1. 基礎代謝量は**絶対安静時のエネルギー**であり，睡眠中のエネルギーではない。
2. 特別に作業をせず，ただ，じっと座っているだけの代謝量を**安静時消費エネルギー**といい，1の絶対安静時のエネルギーの約**1.2倍**になる（両者の違いに注意！）。
3. 同性，同年齢であれば，基礎代謝量は**体表面積**にほぼ比例する。
4. エネルギー代謝率（RMR）は，「**作業に要したエネルギー量が基礎代謝量の何倍に当たるかを示す数値**」のことで次式で表される。

$$エネルギー代謝率 = \frac{作業に要したエネルギー量}{基礎代謝量}$$

$$= \frac{作業中のエネルギー消費量 - 安静時消費エネルギー}{基礎代謝量}$$

「体内で，一定時間中に消費された酸素と排出された二酸化炭素との容積比」は**呼吸商**のことで，よくエネルギー代謝率に"引っ掛け"として出題されているので，要注意！

5. エネルギー代謝率は，**動的筋作業**の強度を表す指標として有用であるが，エネルギーをあまり消費しない**精神的作業**や**静的筋作業**の強度を評価するためには用いられない。
6. 同化と異化
   同化：体内に取り入れられた栄養素によってたん白質を合成したり，体脂肪やグリコーゲンなどにして**エネルギーを貯蓄する過程**のこと。
   異化：同化によって得られた物質や取り入れられた栄養素を分解して**エネルギーを発生させる過程**のこと。
7. BMI ＝（体重）／（身長）^{2}

(10) 体温

1. 外部環境などが変化しても身体内部の状態を一定に保とうとする仕組みのことを**生体恒常性（ホメオスタシス）**といい、「**内分泌系と神経系**」により調整されている（⇒ 筋肉系は関係がない！）。
2. **体温調節中枢**は**間脳の視床下部**にある。
3. 体温が上昇した場合：血管を**拡張**して皮膚からの放熱を**増やす**。
   代謝活動を抑制して熱の発生量を**減らす**
   ⇒ 放熱を増やし熱の発生量を減らす
   体温が低下した場合：血管を**収縮**して皮膚からの放熱を**減らす**。
   代謝活動を亢進して熱の発生量を**増やす**。
   ⇒ 放熱は減らし熱の発生量を増やす
4. 発汗していない状態でも皮膚や呼吸器（呼気）からは1日約**850g**の水が蒸発しており、これを**不感蒸泄**とい、全体の放熱量の約**25%**を占めている。

(11) 感覚器系

① 視覚

1. 網膜の細胞
   - 色を感じる細胞　　　⇒　**錐状体**
   - 明暗のみを感じる細胞　⇒　**杆状体**
2. 屈折異常
   - 近視（**近視眼**という）⇒　眼球の長軸が**長過ぎる**ために網膜の前方で像を結んでしまうもの。
   - 遠視（**遠視眼**という）⇒　眼球の長軸が**短過ぎる**ために網膜の後方で像を結んでしまうもの。
3. 網膜は、**明るい光**には**短時間**で順応するが、**暗所**に順応するには**時間がかかる**。

② 聴覚

1. 平衡感覚を司るのは、**内耳**である（中耳ではない！）。
2. 内耳は、**前庭**、**半規管**、**蝸牛**の3つの器官からなる。
3. **平衡感覚**は前庭と半規管、**聴覚**は蝸牛が担っている。
4. 平衡感覚の分担
   　前庭　⇒　体が傾いている方向やその大きさを感じる。

半規管　⇒　体の回転方向やその速度を感じる。
　5．振動数が少ないと低く，多いと高く感じる。
　6．人が聞くことができる音の振動数は約 **20Hz** から **20000Hz** また，会話領域は **500Hz** から **2000Hz** である。

③　嗅覚と味覚
　1．嗅覚と味覚は化学感覚ともいわれる。
　2．嗅覚は鋭敏であるがゆえに同一臭気に対して**疲労しやすい。**

④　皮膚
　1．感覚点の分布は，温覚点，冷覚点，触覚（圧覚点），痛覚点の順に多くなっている（⇒ それだけ感覚も鋭くなっていく）。
　　従って，**温度感覚は**，**冷覚**の方が**温覚**よりも**鋭敏**になる。
　2．深部感覚とは，筋肉や腱にある受容器から得られる身体各部の位置や運動器の感覚である。

(12)　ストレス

①　ストレス反応
　ストレスを感じると，**間脳の脳下垂体**から**副腎**に**副腎皮質ホルモン**を分泌するよう命令が伝わる（⇒ 副腎皮質ホルモンの分泌が亢進される）。
　過度なストレスは自律神経系と内分泌系のバランスを崩す。

②　ストレスの原因
　「**昇進や昇給**」「職場における人間関係」「仕事の量の問題」「仕事の質の問題」「会社の将来性の問題」など。

③　ストレスが招く疾病
　内科的疾患（高血圧，十二指腸潰瘍など）や発汗，手足の震えやなどの自律神経系の障害など。

(13)　疲労

①　疲労の測定
　1．自覚的症状を客観的に捉えるために，**調査表**を用いる。
　2．他覚的症状を捉えるための検査には，**フリッカー検査**，**集中維持機能検査，2点弁別閾（いき）検査**などがある。

② 精神的疲労
一般的に動的疲労を上回る不快感を伴うことの方が多い。

③ 疲労の回復
精神的疲労，静的疲労，局所疲労は，適度に身体を動かして汗を流した方が，よい場合がある。

(14) 睡眠

1. 睡眠は，疲労やストレスの解消にきわめて有効な対策である。
2. 睡眠中は**副交換神経が優位**となって**新陳代謝が低下**し，**心拍数**や**呼吸数**，あるいは**体温の低下**や**尿量の減少**などがみられる。
3. 睡眠と食事は深く関係し，**就寝直前の過食や空腹**を避け，**適度に軽い食事**を摂るようにする。

(15) 体力測定と体力増強判定

1. **フリッカー値**と**エネルギー代謝率**は体力増強の程度の判定に直接関係がないので注意！
2. 柔軟性の測定項目　⇒　体前屈
   筋持久力の測定項目　⇒　上体起こし
   （両者の混同をねらった出題が多い）

索　引

あ

アミノ酸	73
アルブミン	64
安静時のエネルギー	76
安全衛生推進者	18
異化作用	76
一次救命措置	47
一酸化炭素	32
運動器系	58
衛生委員会	21
衛生管理体制	18
衛生基準	29
衛生推進者	18
栄養指導	43
エネルギー代謝率	76
横紋筋	59
温度感覚	36
温熱条件	36

か

蝸牛	83
感覚温度	36
感覚器系	80
感覚点の分布	81
杆状体	82
間接圧迫法	50
間接照明	38
感染型食中毒	55
完全骨折	54
肝臓	73
気温	32
基礎代謝量	76
嗅覚	81
胸骨圧迫（心マッサージ）	47
局所疲労	39
局部照明	38
気流	32
筋肉	58
空気環境および換気	41
グリコーゲン	60,73
グロブリン	64

血液	64
血漿	64
血小板	64
健康診断	25
健康測定	43,85
健康の保持増進対策	43
言語中枢	71
酵素	73
呼気	67
呼吸器系	67
呼吸筋	67
呼吸商	76
呼吸中枢	67
骨格筋	58
黒球温度	36
黒球温度計	36
骨折	54

さ

採光，照明	38
サルモネラ菌	55
酸素濃度	42
止血法	50
実効温度	36
疾病休業統計	45
至適温度	36
脂肪	73
事務所衛生基準規則	29
樹状突起	69
出血および止血	50
静脈血	63
食中毒	55
自律神経	71
自律神経系の中枢	71
心筋	61
神経系	69
神経細胞	69
腎性糖尿	75
腎臓	75
心臓の働きと血液の循環	61
心肺蘇生法	47
深部感覚	81
随意筋	60,70

索引　123

髄質	70
錐状体	82
精神的疲労	39
生体恒常性（ホメオスタシス）	79
赤血球	64, 65
絶対安静時のエネルギー	76
前庭	83
全般照明	38
総括安全衛生管理者	18
相対湿度	32

た

体温調節	79
体温調節中枢	72, 79
代謝	76
体循環	61
体性神経	71
大脳	69
大脳髄質	70
大脳皮質	70
胆汁	73
単純骨折	54
中枢神経系	71
腸炎ビブリオ	55
調査表	85
直接圧迫法	50
テトロドトキシン	55
同化作用	76
等尺性収縮	58
等張性収縮	58
糖尿病性腎症	75
動脈血	63
毒素型食中毒	55

な

内耳	82
内臓筋	58
二酸化炭素	32
二酸化炭素濃度	42
ニューロン	69
尿	75
尿素	73
尿素窒素	75
尿中蛋白量	75
ネフローゼ	75

は

燃焼器具	31
肺活量	67
肺循環	61
灰白質	69
白質	69
白血球	64
半規管	83
皮質	70
必要換気量	41
病休強度率	45
病休度数率	46
疲労	84
フィブリノーゲン	64
フィブリン	65
不快指数	36
不感蒸泄	79
不完全骨折	54
複雑骨折	54
不随意筋	60, 70
ブドウ球菌	55
ブドウ糖	73
浮遊粉じん量	32
フリッカー検査	84
フレックスタイム制	33
平滑筋	59
平衡感覚	83
ペプシン	73
ヘマトクリット	64
ヘモグロビン	66
ボツリヌス菌	55
ホルムアルデヒド	32

ま

末梢神経	71
慢性腎炎	75
味覚	81
免疫反応	65
メンタルヘルスケア	44
網膜	82

や

火傷	52

雇入れ時の安全衛生教育　23

ら

労使協定　33
労働衛生コンサルタント　21
労働時間　33

英字

AED　48
ATP　60
BMI　86
C^5ディップ（dip）　83
GOT　73
GPT　73
VDT作業　39

【第4編　重要ポイント】の索引

あ

アドレナリン	118
アミノ酸	117
アルブミン	116
安静時消費エネルギー	119
安全衛生委員会	94
安全衛生管理体制	92
異化	119
1か月単位の変形労働時間制	100
一酸化炭素	98
内呼吸	116
運動器系	114
衛生委員会	94
衛生基準	96
衛生工学衛生管理者免許	93
衛生推進者	92
エネルギー代謝率	119
遠視眼	120
横紋筋	114
温度	97
温度感覚	104
温熱環境	104

か

解雇制限	99
解雇予告	99
蝸牛	120
感覚温度	104
感覚器系	120
杆状体	120
間接圧迫法	110
間接照明	105
感染型食中毒	107
完全骨折	111
肝臓	116
肝臓の機能検査	117
気温	98
基礎代謝量	119
嗅覚	121
休憩時間	100
局部照明	105
気流	98
近視眼	120
筋肉の種類	114
空気環境および換気	106
グリコーゲン	114,116
血液	115
血液凝固阻止物質	116
血液凝固物質	116
血液の凝集反応	115
血小板の機能	115
解毒作用	117
健康指導	108
健康診断	95,108
健康測定	108
健康の保持増進対策	108
呼吸運動	116
呼吸商	119
骨格筋	114
骨折	111
コレステロール	117

さ

彩色	105
サルモネラ菌	107
産業医	92
視覚	120
視環境	105
止血帯法	110
湿球黒球温度指数	104
実効温度	104
至適温度	104
事務所衛生基準規則	96
就業規則	101
集合教育	109
修正実効温度	104
出血および止血	110
消化器系	116
照度	105
小脳	118
静脈血	115
食中毒	107
女性	101
神経系	117

腎性糖尿	117
腎臓	117
心肺蘇生法	110
深部感覚	121
随意筋	114
髄質	118
錐状体	120
睡眠	122
ストレス	121
生体恒常性（ホメオスタシス）	120
脊髄	118
赤血球	115
絶対安静時のエネルギー	119
専属について	93
前庭	120
専任について	93
全般照明	105
総括安全衛生管理者	92
相対湿度	97
外呼吸	116

た

体温	120
体温調節中枢	120
代謝系	119
体循環	115
大脳	118
体力測定と体力増強判定	122
胆汁	116
単純骨折	111
腸炎ビブリオ	107
聴覚	120
直接圧迫法	110
直接照明	105
賃金	99
定期健康診断	95
同化	119
等尺性収縮	114
等張性収縮	114
動脈血	115
毒素型食中毒	107

な

内耳	120
内臓筋	114
内分泌	118
二酸化炭素	98
乳酸	114
尿	117
尿潜血	117
尿素	117
年次有給休暇	100
燃焼器具	97
年少者	101
脳	118

は

肺循環	115
灰白質	118
白質	118
白血球	115
半規管	120
皮質	118
必要換気回数	106
必要換気量	106
必要換気量の式	106
泌尿器系	117
皮膚	121
病休強度率の式	109
病休度数率の式	109
疲労	121
フィブリノーゲン	115
フィブリン	115
不快指数	104
不感蒸泄	120
不完全骨折	111
複雑骨折	111
不随意筋	114
ブドウ球菌	107
ブドウ糖	116
フレックスタイム制	100
平滑筋	114
平均賃金	99
平衡感覚	120
ヘマトクリット	115
ヘモグロビン	115, 116
ボツリヌス菌	107
ホルムアルデヒド	98

ま

末梢神経系	118
味覚	121
免疫反応	115
メンタルヘルスケア	109
網膜	120

や

火傷	111
雇入れ時の安全衛生教育	94
雇入れ時の健康診断	95

ら

リンパ球	115

労働衛生管理統計	109
労働衛生教育	109
労働契約	99
労働時間	99
労働者死傷病報告	95

わ

割増賃金	99

英字

AEDによる心肺蘇生	110
ATP	114
BMI	119
OJT（職場教育）	109
VDT作業	105
WBGT	104

著者略歴　工藤政孝（くどうまさたか）

　学生時代より，専門知識を得る手段として資格の取得に努め，その後，ビルトータルメンテの（株）大和にて電気主任技術者としての業務に就き，その後，土地家屋調査士事務所にて登記業務に就いた後，平成 15 年に資格教育研究所「大望」を設立。わかりやすい教材の開発，資格指導に取り組んでいる。

【主な取得資格】

　第一種衛生管理者，第二種電気主任技術者，第一種電気工事士，一級電気工事施工管理技士，一級ボイラー技士，ボイラー整備士，第一種冷凍機械責任者，甲種第 4 類消防設備士，乙種第 6 類消防設備士，乙種第 7 類消防設備士，甲種危険物取扱者，建築物環境衛生管理技術者，二級管工事施工管理技士，下水道管理技術認定，宅地建物取引主任者，土地家屋調査士，測量士，調理師など多数。

【主な著書】

わかりやすい！第一種衛生管理者試験
わかりやすい！第二種衛生管理者試験
本試験によく出る！第一種衛生管理者問題集
本試験によく出る！第二種衛生管理者問題集
第一種衛生管理者模擬テスト
第二種衛生管理者模擬テスト
わかりやすい！第 4 類消防設備士試験
わかりやすい！第 6 類消防設備士試験
わかりやすい！第 7 類消防設備士試験
本試験によく出る！第 4 類消防設備士問題集
本試験によく出る！第 6 類消防設備士問題集
本試験によく出る！第 7 類消防設備士問題集
これだけはマスター！第 4 類消防設備士試験　筆記＋鑑別編
これだけはマスター！第 4 類消防設備士試験　製図編
わかりやすい！甲種危険物取扱者試験
わかりやすい！乙種第 4 類危険物取扱者試験
わかりやすい！乙種（科目免除者用）1・2・3・5・6 類危険物取扱者試験
わかりやすい！丙種危険物取扱者試験
最速合格！乙種第 4 類危険物でるぞ～問題集

第二種衛生管理者試験
究極の41問

著　者	工藤政孝 く　どう　まさ　たか
印刷・製本	亜細亜印刷株式会社

発行所　株式会社　弘文社　〒546-0012 大阪市東住吉区
　　　　　　　　　　　　　　　中野2丁目1番27号
　　　　　　　　　　　　　　☎ (06) 6797－7441
　　　　　　　　　　　　　　FAX (06) 6702－4732
　　　　　　　　　　　　　　振替口座 00940－2－43630
　　　　　　　　　　　　　　東住吉郵便局私書箱1号

代表者　岡崎　達

落丁・乱丁本はお取り替えいたします。

国家・資格試験シリーズ

衛生管理者試験

第1種衛生管理者必携	〈A5判〉
第2種衛生管理者必携	〈A5判〉
よくわかる第1種衛生管理者試験	〈A5判〉
よくわかる第2種衛生管理者試験	〈A5判〉
これだけマスター 第1種衛生管理者試験	〈A5判〉
これだけマスター 第2種衛生管理者試験	〈A5判〉
わかりやすい第1種衛生管理者	〈A5判〉
わかりやすい第2種衛生管理者	〈A5判〉

土木施工管理試験

これだけマスター 2級土木施工管理	〈A5判〉
これだけマスター 1級土木施工管理	〈A5判〉
4週間でマスター 2級土木(学科・実地)	〈A5判〉
4週間でマスター 1級土木(学科編)	〈A5判〉
4週間でマスター 1級土木(実地編)	〈A5判〉
最速合格！ 1級土木50回テスト(学科)	〈A5判〉
最速合格！ 1級土木25回テスト(実地)	〈A5判〉
最速合格！ 2級土木50回テスト(学科・実地)	〈A5判〉

自動車整備士試験

よくわかる 3級整備士試験(ガソリン)	〈A5判〉
よくわかる 3級整備士試験(ジーゼル)	〈A5判〉
よくわかる 3級整備士試験(シャシ)	〈A5判〉
よくわかる 2級整備士試験(ガソリン)	〈A5判〉
3級自動車ズバリ一発合格	〈A5判〉
2級自動車ズバリ一発合格	〈A5判〉

電気工事士試験

プロが教える 第1種電気工事士 筆記	〈A5判〉
プロが教える 第2種電気工事士 筆記	〈A5判〉
合格への近道 第1種電気工事士 筆記	〈A5判〉
合格への近道 第2種電気工事士 筆記	〈A5判〉
電気工事士受験入門	〈A5判〉
よくわかる 第2種電気工事士 筆記	〈A5判〉
よくわかる 第1種電気工事士 筆記	〈A5判〉
これだけマスター 第1種電気工事士 筆記	〈A5判〉
これだけマスター 第2種電気工事士 筆記	〈A5判〉

国家・資格試験シリーズ

危険物取扱者試験

- これだけ！甲種危険物試験合格大作戦！！　〈A5判〉
- これだけ！乙種総合危険物試験合格大作戦！！　〈A5判〉
- これだけ！乙種第4類危険物合格大作戦！！　〈A5判〉
- 実況ゼミナール！甲種危険物取扱者試験　〈A5判〉
- 実況ゼミナール！科目免除者のための乙種危険物　〈A5判〉
- 実況ゼミナール！乙種4類危険物取扱者試験　〈A5判〉
- 実況ゼミナール！丙種危険物取扱者試験　〈A5判〉
- 暗記で合格！甲種危険物　〈A5判〉
- 暗記で合格！乙種総合危険物　〈A5判〉
- 暗記で合格！乙種4類危険物　〈A5判〉
- 暗記で合格！丙種危険物　〈A5判〉
- 最速合格！乙4危険物でるぞ〜問題集　〈A5判〉
- 最速合格！丙種危険物でるぞ〜問題集　〈A5判〉
- 直前対策！乙4危険物20回テスト　〈A5判〉
- 本試験形式！甲種危険物模擬テスト　〈A5判〉
- 本試験形式！乙1・2・3・5・6類模擬テスト　〈A5判〉
- 本試験形式！乙4危険物模擬テスト　〈A5判〉
- 本試験形式！丙種危険物模擬テスト　〈A5判〉
- わかりやすい！甲種危険物取扱者試験　〈A5判〉
- わかりやすい！乙種1・2・3・5・6類危険物取扱者　〈A5判〉
- わかりやすい！乙種4類危険物取扱者試験　〈A5判〉
- わかりやすい！丙種危険物取扱者試験　〈A5判〉

消防設備士試験

- わかりやすい！第4類消防設備士試験　〈A5判〉
- わかりやすい！第6類消防設備士試験　〈A5判〉
- わかりやすい！第7類消防設備士試験　〈A5判〉
- 本試験によく出る！第4類消防設備士問題集　〈A5判〉
- 本試験によく出る！第6類消防設備士問題集　〈A5判〉
- 本試験によく出る！第7類消防設備士問題集　〈A5判〉
- これだけはマスター！第4類消防設備士試験 筆記＋鑑別編　〈A5判〉
- 直前対策！第4類消防設備士模擬テスト　〈A5判〉

環境計量士試験

- よくわかる環境計量士(濃度)　〈A5判〉
- よくわかる環境計量士(騒音・振動)　〈A5判〉

国家・資格シリーズ258

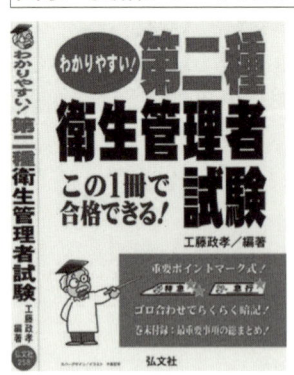

わかりやすい！
第二種衛生管理者試験

著者：工藤政孝　編著
判型：A5判　2色刷り
総ページ数：288
定価：2,100円（本体価格：2,000円）

豊富なイラストとゴロ合せで楽しく身につく。
わかりやすいシリーズの衛生管理者版！
巻末の重要事項総まとめで実力UP!!

～本書の主な特徴～

1．わかりやすい表現

　専門用語はなるべく使わないよう，読みやすく・わかりやすくすることを第一義としました。

2．ゴロ合わせの採用

　衛生管理者試験では，試験範囲が広く，暗記を要する重要事項も多々ありますので，覚えやすいようにゴロ合わせを随所に取り入れております。

3．イラストの活用

　絵を見て役立つように，様々な配慮をしております。イラストや図解で理解を促すようにしております。

国家・資格シリーズ259

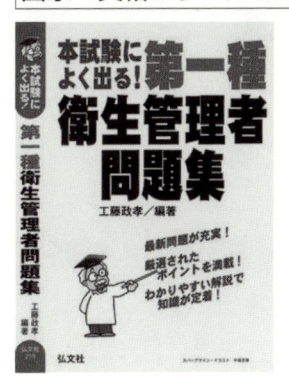

本試験によく出る！
第一種衛生管理者問題集

著者：工藤政孝　編著

判型：Ａ５判　２色刷り

総ページ数：336

定価：2,205円（本体価格：2,100円）

合格に必要な「最重要ポイント」と「頻出問題」を
ドッキングさせた画期的な問題集!!

〜本書の主な特徴〜

まず，各章のはじめに最重要ポイントが配置されており，
それに目を通してから問題演習に移れるような構成になっております。

なお，この重要ポイントは，試験直前の最終確認にも最適です！

試験によく出る問題を徹底研究し，新傾向をふまえ厳選した問題を採用
しております。
また，出来る限り詳細な解説につとめておりますので，
本書の問題を繰り返し解くことによって，
読者の皆様が本試験に自信をもって臨んでいただけるかと思います。

巻末には模擬テストを１回分収録！

国家・資格シリーズ257

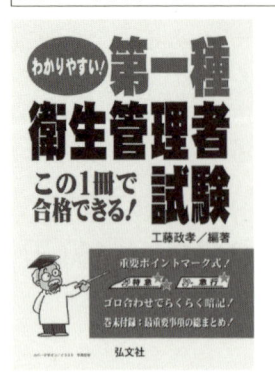

わかりやすい！
第一種衛生管理者試験

著者：工藤政孝　編著
判型：Ａ５判　２色刷り
総ページ数：416
定価：2,940円（本体価格：2,800円）

～本書の主な特徴～

１．重要度の表示

　本書においては，本文のみならず，問題においても重要度を表す特急マークや急行マークを使用して，どこが重要であるかを示しておりますので，このマークの活用で効率的に学習が進められます。

２．学習のポイントとアドバイス

　本書においては，単に出題内容の解説をするだけではなくて，どういう点に注意して学習するのが良いか等，随所に学習を進めて行く上で役立つ記事を入れるようにしております。

３．巻末に重要事項の総まとめ

　巻末には，「合格大作戦」と称して，各項目のポイントをまとめたものを付けてあるので，試験直前のチェック等に活用できます。